MATIERE MÉDICALE,

TRADUITE DU LATIN
DE M. J. FR. CARTHEUSER,

AUGMENTÉE

D'UNE TABLE RAISONNÉE,

& d'une Introduction à la Matiere
Médicinale.

TOME QUATRIEME,

Contenant les Sections XIII. XIV. XV.
XVI. & XVII. avec les Tables.

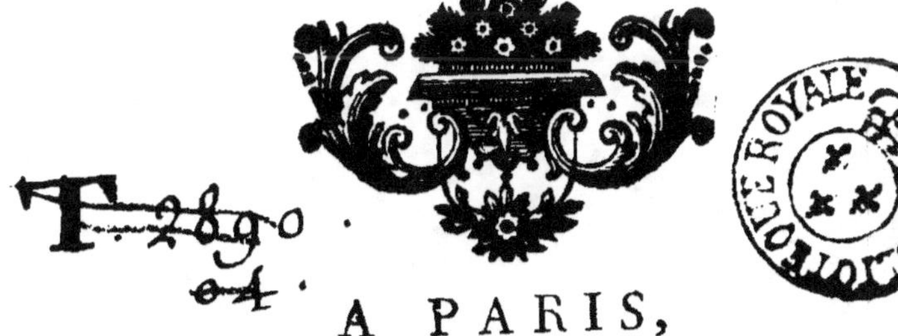

A PARIS,

Chez BRIASSON, Libraire, rue Saint
Jacques, à la Science.

M. DCC. LV.

Avec Approbation & Privilége du Roi.

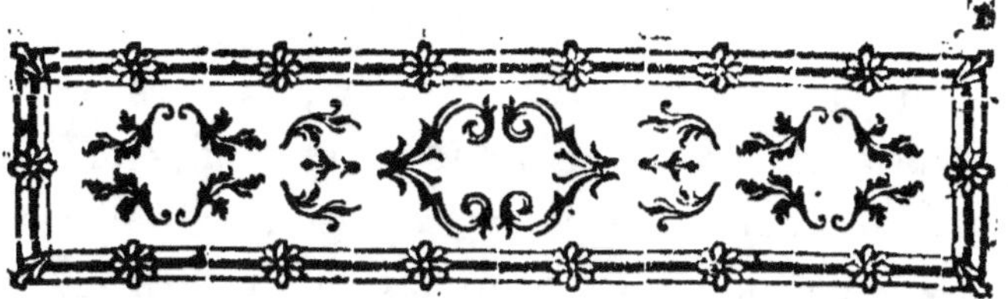

MATIERE MÉDICALE.

Des amers, des légérement austeres, des balsamiques doux, des âcres médiocres, des terreux ou mucilagineux légérement astringens, & des autres simples qui ont une saveur mixte.

CHAPITRE PREMIER.

De la nature, de la difference & des vertus de ces divers simples en général.

§. I.

LES simples dont il va être question & que nous décrirons plus spécialement dans la suite, sont plus ou moins distingués les uns des autres par leur odeur & sur tout par leur saveur ; ce n'est donc pas sans raison que nous les rangeons fous differentes claffes. En effet, la faveur qui en ce cas eft la premiere fource de leur difference, eft un peu amere, ou amere dans les uns, auftere ou légérement auftere dans les autres, balfamique douce dans ceux-ci, terreufe ou mucilagineufe, légérement aftringente dans ceux-là ; cependant fort rarement pure & folitaire, mais tantôt mêlée d'amer, ou d'un peu amer doucinâtre, d'un peu auftere, de légérement âcre, de falé ou de balfamique ; tantôt l'auftere ou légérement auftere eft mêlé d'un peu d'amertume, d'amer, de balfamique, de légérement âcre, de doucinâtre, &c. On auroit pû en rapporter quelques-uns & même la plûpart aux amers, aux aufteres & aux balfamiques dont nous avons parlé ci-devant ; mais comme l'odeur balfamique eft bien plus foible dans les uns, plus fugitive dans d'autres, & que la faveur amere & auftere eft bien plus foible dans quelques-uns qui ont cette faveur, j'ai cru qu'il feroit plus à propos de les divifer & de les décrire féparément dans cette Section.

§. I I.

Les principes fixes réfineux-gommeux ou mucilagineux des infipides & des inodorans fubaftringens, font la plûpart fort terreux & inerts ; c'eft là pourquoi ils ne peuvent, après la féparation, faire fentir fur les organes du goût & de l'odorat une faveur, ni une odeur fi fin-

guliere , & encore moins à plus forte raison
produire un grand changement dans le corps
humain. Les légérement austeres & amers cadrent,
quant à leurs parties actives , avec les légérement
austeres & les amers forts ; c'est pourquoi je crois
qu'il seroit inutile de rapporter ici ce que nous en
avons dit ailleurs avec assez de détail. Qu'il suffise
d'ajoûter que comme ils sont d'une saveur plus foible , qu'il entre dans leur composition une plus
petite quantité du principal principe , ou au moins
qu'il est d'un caractere bien plus foible , soit qu'il
soit résineux-gommeux ou gommeux-résineux. On
peut dire à peu près la même chose des légérement
austeres un peu amers , des amers austeres , de
ceux qui n'ont point d'odeur , des odorans balsamiques , des légérement âcres & des doux balsamiques. En effet , les inodorans n'ont que des principes fixes gommeux-résineux, résineux-gommeux,
ou résineux-gommeux-terreux , cependant spécifiquement distingués ; quoique les odorans ne
rendent que peu ou point du tout d'huile substantielle & qu'on fasse l'expérience sur une assez
grande quantité , ils laissent néanmoins passer avec
leur eau un principe balsamique très-tendre , très-
mobile , fort fugitif , & ils donnent à la décoction
qui reste dans l'alambic ou la cucurbite , une empreinte si forte de leurs parties fixes d'un caractere
tant gommeux que résineux , qu'on peut en pré-

parer par une douce évaporation des extraits qui
foient de même. Il s'en rencontre cependant quelques-uns qui font fournis d'un certain fel falé.

§. I I I.

Les infipides terreux-réfineux & terreux-réfineux-
gommeux, les légérement aufteres, comme tels,
ne font que refferrer un peu plus fortement les
parties folides, & par conféquent corrigent un
peu leur relâchement, en les refferrant un peu
plus ou moins ; conféquemment ils fortifient
un peu, ils augmentent la force de contraction &
la contraction même, fans trop agiter les humeurs,
ils pouffent doucement par les urines. On peut
donc à jufte titre les mettre au nombre des traumatiques doux, des diurétiques, des lithontriptiques & des toniques ; c'eft pourquoi on les employe avec affez de fuccès dans differentes maladies qui demandent de doux fortifians & de légers
aftringens. Ils font auffi quelquefois d'un excéllent
fecours dans les ulceres & les playes qu'il s'agit de
confolider, dans le fang grumelé, l'épilepfie & la
diabete.

§. I V.

Les légérement aufteres & un peu amers, les
inodorans & les odorans balfamiques, font plus
ou moins differens des mixtes dont nous venons
de parler, par rapport à leurs vertus médicinales ;
car leur amertume & leur principe volatil font

qu'ils détergent doucement, qu'ils difcutent, qu'ils font de doux diaphorétiques & diurétiques, qu'ils fortifient plus sûrement, & qu'ils font conféquemment plus propres à purifier les humeurs que ceux qui font fimplement un peu aufteres, la vertu af_tringente fur tout étant affez moderée dans la plûpart & ne fe manifeftant que fur la fin.

§. V.

On croit qu'ils produifent d'affez bons effets dans le coryfa, la fiévre catharrale, les affections de poitrine, la toux par exemple, l'afthme, la pthifie commençante, l'enrhoüement, pour purifier le fang & la lymphe, & dans toutes les affections galeufes, rhumatiques, arthritiques, catharrales qui en proviennent, dans les obftructions chroniques des vifceres, la fuppreffion des fecrétions & des excrétions ordinaires, les douleurs des differentes parties, le calcul, la dyfurie, l'ifchurie, la céphalalgie, les fiévres continues, fur tout les malignes, & ainfi de fuite. Quelques-uns d'entr'eux, qui à la vérité ne purifient pas beaucoup le fang, font cependant des fpécifiques admirables, tels que le quinquina dans les fiévres intermittentes, fur tout dans les fiévres quartes opiniâtres ; & même quelques temperés balfamiques qui ne font en aucune façon aftringens, parce qu'il s'y trouve peu de principe légérement auftere, débarraffent plus puiffamment les humeurs des ordures

hétérogênes moyenant une douce tranfpiration ,
& en pouffant par les urines ; ils font donc fur tout
utiles dans les affections galeufes , vénériennes &
autres femblables , comme on le verra dans le plus
grand détail dans lequel nous allons entrer fur
chacun de ces mixtes dans les Chapitres fuivans.

CHAPITRE II.

Des racines de Pivoine & de Nénufar.

§. I.

LA racine de *Pivoine* mâle eft tubereufe ,
épaiffe , un peu fauve en dehors , pâle en
dedans , néanmoins diftinguée çà & là vers la cir-
conférence par de petites veines rouffâtres , d'une
faveur mucilagineufe-terreufe , après qu'elle a été
defféchée , très-légérement aftringente fur la fin ,
fans odeur. Lorfqu'elle eft encore fraiche , elle a
une faveur foible , doucinâtre , mêlée d'une faveur
très-légere & peu d'odeur. On cultive fimplement
cette plante dans nos jardins, & on en tire ordinairement les racines de terre dans le printemps, avant
qu'elles pouffent leur germe.

§. II.

La racine defféchée n'a rien de fingulier que des
parties groffieres terreufes & des principes fixes
terreux-réfineux-gommeux folubles ; je ne vois
conféquemment aucune raifon folide pour le

quelle plusieurs Médecins ont attribué à ce simple un principe vaporeux & actif, & qu'ils ont en conséquence osé en déduire differentes vertus. Certainement, ses forces dépendent uniquement des principes fixes dont nous avons parlé, sur tout du résineux, quoiqu'ils n'ayent pas une trop grande activité, comme le prouve l'analyse. En effet, la premiere infusion aqueuse est d'un fauve obscur, presque sans odeur, & n'a qu'une faveur inerte nauséeuse. L'extrait, dont j'ai tiré deux gros & quelques grains d'une once de racine, n'est presque pas meilleur, & n'a ni odeur, ni faveur remarquable. La premiere teinture spiritueuse est d'une couleur pâle-jaunâtre, n'a que l'odeur de l'esprit de vin, & se trouve d'une faveur un peu âcre ; néanmoins cette âcreté dépend moins du menftrue que de la subftance résineuse diffoute, ce qu'on peut connoître enfuite plus clairement par l'extrait jaune épaiffi ; car il n'est plus âcre, mais fimplement très-légérement amer, un peu aftrin- gent & médiocrement auftere, d'une odeur foible balfamique. Une once de racine en a fourni environ deux gros.

§. III.

Cette racine fortifie médiocrement & refferre les parties folides du corps; on peut par conféquent la mettre au nombre des doux nervins, des anti-épi- leptiques, des anti-fpafmodiques & des fort doux

ſtiptiques, qu'on ajoûte en doſe coupée aux aperi-
tifs inciſifs, aux déterſifs & aux diſcuſſifs dans les
obſtructions des viſceres & des vaiſſeaux, les hémorrhagies exhorbitantes, les differens écoulemens
ſereux, la diabete par exemple, le vomiſſement,
les diarrhées, la gonorrhée bénigne, &c. Il eſt
outre cela probable, lorſqu'on la prend en poudre,
que la terre ſubtile farineuſe éteint un peu l'acide
préter-naturel de l'eſtomac, & que par cette raiſon
elle eſt de quelqu'utilité pour la cure de l'épilepſie
des enfans, qui provient très-ſouvent d'un acide
plus àcre des premieres voyes. On la fait très-bien
prendre en poudre depuis quelques grains juſqu'à
un ſcrupule, & de même en infuſion vineuſe depuis un ſcrupule juſqu'à un gros. Les infuſions
aqueuſes & l'extrait qui ſe vendent chez nos Apothicaires, ne ſont preſque d'aucun uſage.

§. IV.

La racine de *Nénuphar* eſt épaiſſe, fongeuſe,
légere, en partie jaunâtre en dehors, en partie un
peu fauve, pâle en dedans, ſans odeur, d'une
ſaveur terreuſe légérement aſtringente, & très-
médiocrement amere ſur la fin. Cette plante croît
dans les lacs, les étangs, les rivieres & les ruiſſeaux qui coulent lentement, porte de grandes
fleurs roſacées, ou jaunes, ou blanches. On apporte
plus volontiers à nos Apothicaires la racine de
nénuphar à fleur blanche qu'à fleur jaune, quoi-

qu'il n'y ait aucune difference entre l'une & l'autre espéce par rapport aux vertus médicinales.

§. V.

Je ne m'arrêterai pas beaucoup fur le fel alkali volatil qui, fuivant *Paul Hermann*, fe trouve dans la fubftance poreufe & lâche de cette racine, parce que ce principe eft ici imaginaire, & qu'on ne peut en aucune façon le faire voir. J'alléguerois pour le prouver le dépôt qui a lieu, lorfqu'on fait diffoudre par les acides la racine pulvérifée ; car il eft très-certain qu'on fe trompe fur la caufe. En effet, ce ne font pas les particules falines-acides, mais les terreufes que l'acide diffolvant attaque promptement, qui caufent le départ & la defcente des molécules auparavant diffoutes. *Stahl*, en parlant de l'effet femblable des plantes femblables, eft en ce cas de mon avis, lorfqu'il dit que les Auteurs admettent un fel alkali fubtil dans les plantes traumatiques aftringentes, le plantin & les confoudes, &c., parce que les décoctions de ces plantes précipitent les diffolutions des métaux faites avec les acides, particulierement le mercure fublimé diffous dans de l'eau chaude. Ce n'eft pas ici le lieu d'examiner fi ce n'eft point plutôt l'effet d'une terre très-fubtile d'aftringens femblables, fans que la faline y contribue en rien, finon qu'elle abandonne la terre qui lui étoit unie par le moyen d'un acide plus puiffant, &c.

§. VI.

Les parties terreufes les plus groffieres & tout-à-
fait inertes , font mêlées d'une certaine fubftance
réfineufe-gommeufe foluble , qui fert à unir plus
étroitement les molécules terreufes les plus fubti-
les; néanmoins la partie gommeufe eft peu active;
& il n'eft que la réfineufe qui renferme en elle-
même la raifon principale de la vertu de ce mixte.
En effet , la premiere infufion aqueufe jaune eft
fade & naufëeufe, n'a ni faveur, ni odeur finguliere; d'ailleurs, la matiere plus ou moins diffoute
pendant la digeftion, ne paffe jamais toute entiere
à travers le papier dont on fe fert pour filtrer;
mais il refte, de même que dans l'infufion aqueufe
de la racine de pivoine , un mucilage épais-blan-
châtre avec les parties terreufes les plus groffieres.
La folution filtrée & épaiffie, laiffe un extrait
jaune-fauve qui pefe environ deux gros d'une
once de racine dont on fe fert pour cet extrait;
n'a qu'une faveur fort foible, un peu falée & légérement amere. La premiere teinture fpiritueufe
eft d'une couleur d'or pâle, n'a aucune odeur finguliere, & fe trouve d'une faveur foible un peu
âcre. On en tire par l'évaporation un extrait jaune
un peu fauve, qui exhale une odeur foible, & n'a
qu'une faveur légérement falée-amere & un peu
aftringente. Conféquemment cet extrait differe un
peu de l'extrait femblable de la pivoine , en ce

qu'il a plus d'amertume , & que celui de pivoine
est plus austere & plus astringent.

§. VII.

Ce simple déterge , fortifie & resserre doucement ;
il est par conséquent d'un foible secours dans les
affections contre lesquelles on employe la racine
de pivoine , si on le fait prendre en infusion dans
du vin depuis un gros jusqu'à une demi-once.
Quelques-uns prétendent que cette racine est aussi
anti-acide & tempérante. Pour moi , je regarde
toutes ces vertus comme imaginaires, en ce qu'elles
ne font en aucune façon analogues aux principes
actifs qu'on y découvre.

CHAPITRE III.

Des racines de Garance & d'Orcanette.

§. I.

L A racine de *Garance* est oblongue , mince ,
d'un fauve-rougeâtre en dedans & en dehors,
d'une saveur terreuse légérement astringente , sans
odeur. Les Teinturiers font un si grand usage de
cette plante, qu'on la cultive dans differens endroits , sur tout en Siléfie & en Hollande. La racine
fraiche a, outre sa saveur terreuse-astringente , un
goût foible doucinâtre & légérement amer, que
l'on ne trouve point, ou pour ainsi dire plus , dans

la racine deſſéchée & conſervée pendant quelque
tems.

§. II.

Elle eſt entierement dépouillée de principes
volatils & il n'entre dans ſa compoſition que
des principes fixes terreux-réſineux-gommeux. Son
activité dépend bien à la vérité de l'une & l'autre
ſubſtance fixe , plus néanmoins de la terreuſe-
réſineuſe que de la gommeuſe. La premiere infuſion aqueuſe eſt d'un rouge-noirâtre , n'a aucun
goût ſingulier , ni aucune odeur , ſi ce n'eſt une
foïble & nauſécuſe. L'odeur devient un peu plus
forte pendant l'évaporation , & de nauſécuſe qu'elle
eſt , elle devient douce & balſamique. L'extrait
rougeâtre-noirâtre n'a plus cette odeur balſamique foible , & ſe trouve néanmoins d'un goût
terreux-ſalin , mêlé un peu de légérement aſtringent. La premiere teinture ſpiritueuſe eſt d'un
rouge foncé très-beau , & on en tire un extrait
jaune & rouge un peu fauve, qui n'a point d'odeur
particuliere , d'une ſaveur un peu aſtringente &
en même tems d'une amertume très-foible. Une
once de racine fournit environ deux gros du premier extrait aqueux, quatre ſcrupules & autant de
grains du premier extrait ſpiritueux.

§. III.

On met ordinairement cette racine au nombre
des cinq petites racines apéritives, & on lui attribue

une des vertus puissantes contre le sang grumelé, les playes, l'oppilation des reins, les obstructions des visceres. Si j'ose dire ce que j'en pense, je puis avancer que toutes ces vertus tant vantées par quelques Ecrivains n'ont eu lieu que dans leur imagination. Je suis volontiers d'accord que la racine de garance a quelque vertu apéritive, traumatique & diurétique ; mais que cette vertu soit aussi efficace qu'ils l'ont cru, c'est ce dont l'analyse chymique, qui m'a fait voir tout le contraire, m'empêche de convenir. Cette racine n'est que foiblement détersive & astringente, ce qui fait qu'elle peut augmenter la contraction des solides, conséquemment résoudre doucement les humeurs, & procurer une plus grande secrétion & excrétion d'urine. On la fait prendre en décoction dans de l'eau & encore mieux en infusion dans du vin, depuis un gros jusqu'à une demi-once & même une once : on l'ajoûte aussi fort fréquemment aux poudres, quoique ce ne soit pas là la meilleure façon d'en user. Elle entre extérieurement dans les décoctions & les onguens vulnéraires & astringens.

§. I V.

La racine d'*Orcanette* est oblongue, épaisse, ligneuse, blanche en dedans, d'un fauve-rougeâtre en dehors, sans odeur, d'une saveur terreuse légérement astringente. Cette plante à laquelle differens Botanistes ont donné differens noms, pousse

Section XIII. B

en Italie, dans la Gaule, en Siléfie, &c.; cependant la meilleure efpéce vient d'Italie.

§. V.

La fubftance intérieure ligneufe eft tout-à-fait ¡nerte, & c'eft dans l'écorce feule que fe trouvent la matiere odorante & les vertus médicinales; c'eft pourquoi on l'enleve ordinairement & on s'en fert feule pour l'ufage. Elle a des principes fixes tant réfineux que gommeux, qui, conformément à l'extrait, ont à peu près la même vertu. Le premier extrait aqueux, dont on tire prefque trois gros d'une once d'écorce, eft d'un rouge-fauve, d'une faveur doucinâtre dans fon principe, puis légérement âcre & aftringente, fans aucune odeur finguliere. L'extrait fpiritueux, dont on tire environ quatre fcrupules & quelques grains d'une même quantité d'écorce, fent en quelque façon l'onguent rence, a une faveur doucinâtre mêlée de légérement amere & un peu auftere, & fe trouve d'une couleur rouffe un peu fauve. Il eft bon d'obferver que la teinture fpiritueufe encore liquide, eft d'un rouge foncé & très-beau, quoique cette couleur s'affoibliffe beaucoup dans l'extrait.

§. V I.

Cette racine cadre beaucoup avec celle de garance par rapport à fes vertus médicinales; elle refferre & déterge doucement, quelquefois même elle adoucit, peut-être encore en uferoit-on avec

plus de succès dans la suppression d'urine, les obstructions chroniques des visceres qui proviennent
sur tout de l'atonie des parties solides, de même
que dans les hémorragies exhorbitantes & les differens dévoimens sereux, c'est-à-dire, toutes les
fois qu'on peut en sûreté faire usage de légers
astringens. On la fait prendre intérieurement en
décoction dans de l'eau & en infusion dans du vin,
depuis un gros jusqu'à une demi-once & plus. On
la fait très-souvent entrer dans les onguens dont
on se sert contre le sang grumelé, les contusions,
les chutes, &c.

CHAPITRE IV.

Du Contra-yerva & de la racine de Bénoite.

§. I.

LE *Contra-yerva*, qu'on appelle aussi racine
contre les venins, racine bézoardique, aléxi-
pharmaque, &c., est une racine oblongue, mince,
noüeuse-fibreuse, jaunâtre ou roussâtre-rougeâtre
en dehors, blanchâtre en dedans, d'une odeur
foible aromatique, d'une saveur légérement astringente & un peu âcre. Cette plante croît principalement dans certains cantons du Pérou, & on
l'appelle ordinairement *Clematitis passionalis folio
bifido*, à cause du rapport qu'elle a avec le grana-
dilla ou la fleur de la passion.

§. II.

Le principe volatil balfamique renfermé dans la racine deſſéchée & conſervée pendant long-tems, ne mérite pas qu'on y faſſe attention, & l'activité de cette racine dépend uniquement de la ſubſtance gommeuſe-réſineuſe, de maniere cependant que la réſineuſe eſt de beaucoup préférable à la gommeuſe. En effet, la premiere infuſion aqueuſe a une odeur nauſéeuſe & ſimplement une ſaveur foible un peu amere, mêlée d'une âcreté très-légere & preſque inſenſible. A peine trouve-t'on encore de l'amertume dans l'extrait fauve-noirâtre épaiſſi, ce qui doit paroître étonnant ; mais l'âcreté piquante eſt bien plus forte. La premiere teinture ſpiritueuſe n'a que l'odeur de l'eſprit de vin, ſe trouve d'une ſaveur un peu amere & aſſez âcre piquante, en quoi elle reſſemble en quelque façon à la racine de pyrethre ou de pimprenelle. Cette acrimonie ardente & mordicante eſt bien plus forte dans l'extrait qui domine beaucoup, que dans l'extrait aqueux.

§. III.

Elle déterge doucement & irrite légérement. Les Auteurs la recommandent ſur tout comme un ſpécifique dans les fiévres malignes, les peſtilentielles, les pourprées, les pétéchiales, la petite vérole & les autres maladies des enfans, &c., pour faire ſortir les exanthemes. Je ne ſçais ſi elle eſt aussi bonne qu'on le prétend contre la palp[it]ation de cœur, les douleurs pleuretiques, la m[élan]cho-lie, les fiévres intermittentes, la dyssen[teri]e, les vers des intestins, les philtres & differe[ns p]oisons. On la fait entrer dans les teintures & poudres aléxi-pharmaques, & on en use aussi [en] substance depuis un gros jusqu'à deux.

§. I V.

La racine de *Benoite* ou galio[t est] ordinaire-ment de la grosseur du petit doig[t, elle] jette plusieurs filets fins, qui ont, pour ainsi [dire,] plus de vertu que le tronc ou la tête. Elle [est] extérieurement d'un fauve-noirâtre, rougeât[re e]n dedans, d'une saveur terreuse-austere-astri[ngen]te, d'une odeur de gerofle, sur tout lorsqu'e[lle es]t écrasée ou qu'elle [pro]ds. provient de cantons plus [froi]ds. La plante pousse naturellement dans diff[érens] endroits, se plaît particulierement dans le[s lie]ux humides & qui sont à l'ombre.

§. V.

Quelques-uns tro[uven]t une très-grande analo-gie entre les princi[pes d]e cette racine & ceux du contra-yerva, ma[is l'a]nalyse chymique nous ap-prend le contrair[e. E]n effet, cette racine ne ren-ferme qu'un c[ert]a[in] principe subtil spiritueux, une substance [r]ésineuse-gommeuse, une terre austere & asse[z ast]ringente, tandis que le contra-yerva n'en a[ ]ne un peu âcre & fort médiocre-

ment aere. La premiere infuſion aqueuſe de la
bénote ſt jaune & rouge, un peu fauve, d'une
odeur ...ieuſe de geroſle, d'une ſaveur balſamique un.. auſtere. L'extrait épaiſſi eſt à peu près
de mêm ſi ce n'eſt que l'odeur en eſt plus foible
que cel..e l'infuſion & la ſaveur auſtere plus
forte. La..emiere teinture ſpiritueuſe eſt d'une
couleur d'...oncée, & auſſi d'une ſaveur balſamique un peu...tere, d'une odeur qui tient plus de
celle de l'eſp...le vin que de la racine. L'extrait,
qui eſt d'une c...ur un peu fauve, eſt d'une ſaveur
auſtere & en m...tems un peu balſamique & fort
peu amere, d'u...ût de geroſle que l'eſprit de vin
déguiſoit, pou...ſi dire, dans la teinture. La
ſubſtance gomme...eſt en plus grande quantité
que la réſineuſe, ...e once de racine en fournit
environ quatre ou c...ſcrupules.

VI.

La médiocre quanti...ſon principe ſpiritueux
balſamique ne mérite...grande attention par
rapport à l'effet qu'elle...duit dans le corps, &
on doit principalement...ibuer les forces de
cette racine à ſes parties fi...erreuſes-réſineuſes-
gommeuſes, qui reſſerrent...z vivement les ſolides & les fortifient par ce m... On ſe ſert donc
plus ſpécialement de cette rac...dans les maladies
qui proviennent immédiatem...lu relâchement
des tuniques & des membran...elle eſt auſſi

excellente pour confolider les ulceres & les playes,
empêcher les écoulemens fereux & arrêter les hémorrhagies. Je ne garantirois pas, d'autant que
l'expérience ne l'a pas encore affez confirmé,
qu'elle réuffît auffi bien que plufieurs l'imaginent,
dans les affections arthritiques & convulfives, de
même que dans les fièvres malignes. On la prefcrit
intérieurement en infufion dans du vin, ou, ce qui
revient au même, en décoction dans de l'eau,
depuis un gros jufqu'à deux. On la fait entrer,
pour s'en fervir extérieurement, dans les décoctions traumatiques & ftiptiques, ou on en faupoudre les ulceres mauvais pour les purifier & les
confolider.

CHAPITRE V.

Des racines de Bardane, de Piffenlit & de Tuffilage.

§. I.

LA racine de *Bardane* eft oblongue, épaiffe,
noirâtre en dehors, blanche en dedans, d'une
faveur doucinâtre, très-médiocrement amere &
en même tems fort peu aftringente, fans odeur.
La plante croît çà & là en abondance le long des
chemins, des hayes, des bâtimens, &c., & fe plaît
fur tout dans un fol fec & maigre.

§. II.

Ses principes actifs font fimplement fixes ; elle

en a héanmoins plus de gommeux que de réfineux.
En effet, une once a prefque fourni cinq fcrupules
de premier extrait aqueux & environ cinquante
grains de premier extrait fpiritueux. L'extrait jau-
nâtre-fauve-aqueux a une odeur foible balfamique, prefque de pain d'épice, une faveur un peu
falée, mêlée de je ne fçais quoi d'un peu doux &
de légérement aftringent. La premiere teinture
fpiritueufe eft d'une couleur d'or pâle, d'une odeur
nauféeufe, d'une faveur ingrate un peu âcre. L'extrait eft d'un jaune un peu fauve, de l'odeur de la
teinture, & d'une faveur un peu falée, fort peu
amere & légérement aftringente.

§. I I I.

Les vertus médicinales, comme nous l'apprennent les analyfes, dépendent de l'un & l'autre
principe actif de cette racine qui eft légérement
réfolutive, déterfive, fortifiante & diurétique. Elle
eft par conféquent d'un ufage plus fpécial en décoction dans de l'eau ou en infufion dans du vin,
jufqu'à un gros ou deux & même une once, dans
les maladies qui ne demandent que des remédes
doux, & fur tout dans les affections arthritiques, rhumatiques, nephrétiques, galeufes,
fcorbutiques & vénériennes : on dit outre cela
qu'elle diffout le fang grumelé. La plûpart lui
attribuent une vertu fudorifique, mais je ne fuis
pas tout-à-fait de ce fentiment, & je ne penfe pas

qu'elle foit fi finguliere. On peut facilement la
fubftituer à la racine de falfe-pareille, parce qu'elle
produit le même effet & même un plus grand, pour
purifier les humeurs.

§. IV.

La racine de *Piſſenlit* ou de Dent de lion, eſt
oblongue, branchue, de la groſſeur du petit doigt,
un peu fauve en dehors, pâle en dedans, d'une
faveur un peu amere & légérement aſtringente,
fans odeur finguliere. On trouve le piſſenlit par
tout, & il eſt, comme fa racine, rempli d'un fuc
laiteux, lorfqu'il eſt frais.

§. V.

Elle differe peu de la précédente par fa nature,
ſes principes actifs & fa vertu. En effet, la fubftance
gommeufe que l'on extrait d'abord de l'eau fimple,
eſt d'une odeur balfamique foible, comme mieleu-
ſe, d'une faveur doucinâtre dans fon principe &
enfuite aſſez amere. Le premier extrait fpiritueux
jaune un peu fauve a beaucoup de rapport avec
l'aqueux, fi ce n'eſt qu'il eſt d'un goût très-légérement aſtringent, accompagné de doucinâtre &
un peu amer. Le premier extrait aqueux pefe
environ deux gros, & le fpiritueux prefqu'un gros,
fi on employe pour cet effet une once de racine
bien conditionnée.

§. VI.

C'eſt un des doux apéritifs, diurétiques & puri-

fians, qui agiffent en détergeant, en refferrant &
en fortifiant doucement ; c'eft pourquoi il eft conftant qu'on en peut ufer intérieurement avec fuccès
dans les obftructions des vifceres, l'ictere, la pierre,
la nephrétique fabloneufe-pituiteufe, l'afthme, la
toux mucide, le fcorbut & les autres affections
chroniques, dont nous avons parlé ci-deffus en
traitant de la bardane. On la fait prendre comme
la précédente en infufion & en décoction.

<h3 style="text-align:center">§. VII.</h3>

Je ne balance pas de joindre aux racines de
bardane & de piffenlit, celle de *Tuffilage* ou de **Pas
d'âne**, qui eft mince, longue, pâle, fans odeur,
d'une faveur mucilagineufe légérement aftringente
& foible balfamique. En effet, il y a un fi grand
rapport du côté des principes chymiques de cette
racine & de celle de piffenlit, eu égard à l'odeur,
à la faveur & aux vertus, que les Praticiens peuvent les fubftituer fûrement l'une à l'autre fans
courir aucun rifque. Je n'ignore cependant pas
que la plûpart des Médecins penfent que la racine
de tuffilage a une plus grande vertu adouciffante,
& par conféquent une plus grande vertu fpécifique
dans les maladies de poitrine, la toux pthifique,
par exemple, &c. ; mais je fçais auffi que cette
prérogative fpécifique n'eft de nulle importance,
& que la racine de piffenlit eft également bonne
dans ces maladies de poitrine & dans les autres,

On en use plus fréquemment en décoction dans de l'eau, du lait, de la bierre & du vin, qu'en infusion, à la dose même d'une once & plus.

CHAPITRE VI.

De la racine de Dompte-venin & de Pareira-brava.

§. I.

LA racine de *Dompte-venin* pousse d'une tête commune plusieurs filets menus, ou de petites racines qui sont blanches en dedans, jaunâtres-pâles, ou un peu fauves en dehors, d'une saveur doucinâtre, mêlée d'un peu d'âcreté & d'amertume, outre cela d'une odeur balsamique foible & nauséeuse. Le dompte-venin croît dans des lieux champêtres & porte differens noms.

§. II.

Ce mixte renferme fort peu de parties spiritueuses balsamiques, mais beaucoup plus de fixes résineuses-gommeuses dont il tient ses vertus principales. Une once de racine fournit presque deux gros de premier extrait aqueux & environ un gros du premier extrait spiritueux. L'infusion aqueuse est d'un jaunâtre-pâle, un peu trouble & d'une odeur nauséeuse, d'une saveur doucinâtre semblable, mêlée d'un peu d'âcreté. Elle jette pendant qu'on la fait évaporer une odeur assez forte, d'abord nauséeuse, ensuite gracieuse balsamique, &

fournit enfin un extrait fauve, d'une odeur foible, semblable à celle du pain d'épice, assez gracieuse, d'une saveur balsamique doucinâtre, & très-légérement amere sur la fin. La teinture spiritueuse de couleur d'or pâle, est d'une odeur foible-nauséeuse, d'un goût balsamique un peu âcre, fournit un extrait jaune-roussâtre & un peu disgracieux, d'une saveur balsamique doucinâtre, & sur la fin un peu âcre & amer. Ces analyses nous apprennent que l'une & l'autre substance est active, mais que la résineuse est en quelque façon préférable à la gommeuse. Les particules volatiles huileuses-spiritueuses, se séparent facilement par le moyen de la distillation humide ; elles ne peuvent néanmoins se réunir en une masse sensible ; mais l'odeur pénétrante de l'eau distillée en prouve assez la présence, quoiqu'on ne les puisse faire voir.

§. I I I.

On met avec raison cette racine au nombre des doux stimulans, résolutifs, diaphorétiques, diurétiques, anti-catharreux & bézoardiques ; & elle paroît sur tout efficace dans les tumeurs des glandes, les scrophules, les affections muqueuses, l'hydropisie, l'obstruction des visceres, la nephrétique sabloneuse-pituiteuse, la cachéxie & la suppression chronique des régles. On la fait prendre intérieurement depuis un gros jusqu'à une demi-once en décoction dans de l'eau & du vin, & on l'ajoûte auffi fréquemment aux poudres. On la fait entrer dans les lavemens vulnéraires & les gargarifmes, contre la fauffe angine, la paralyfie de la langue & les tumeurs des glandes falivaires.

§. I V.

Le *Pareira-brava* eft une grande racine, groffe, ligneufe, ferrugineufe - noirâtre en dehors, en partie pâle-jaunâtre & en partie un peu fauve-brune en dedans, d'une faveur douce-amere, fans odeur. Ce mot eft efpagnol & fignifie vigne fauvage. En effet, la plante que les Européens ne connoiffent pas beaucoup, croît çà & là dans le Méxique & dans le Bréfil, monte, à ce qu'on dit, comme la vigne & prend la même tournure. Les habitans du pays l'appellent caapeba.

§. V.

Elle n'a aucuns principes actifs volatils, & fes vertus dépendent uniquement de fa fubftance fixe réfineufe-gommeufe. La premiere infufion aqueufe eft d'une couleur pâle orangée, d'une faveur à la vérité un peu amere, fans avoir aucune odeur finguliere. L'extrait eft tout-à-fait fans odeur, d'un goût foible en quelque façon doux, mêlé d'un peu d'amer. La premiere teinture fpiritueufe eft d'un fauve foncé, fent fimplement le menftrue, & fe trouve d'un goût mêlé d'âcre un peu amer & dou-cinâtre. L'extrait fauve-noirâtre a un peu changé de goût, eft d'abord légérement amer & un peu aftringent dans le tems qu'on le goûte, devient enfuite doucinâtre. Du refte, il eft affez conftant par toutes ces analyfes que l'un & l'autre principe a quelque vertu, le réfineux néanmoins plus que le gommeux.

§. V I.

D'abord on a beaucoup parlé par tout de la vertu diurétique & lithontriptique admirable & puiffante de cette racine ; mais des Médecins circonfpects venant enfuite à obferver qu'elle étoit beaucoup plus vantée qu'elle ne méritoit, en ce qu'elle ne produifoit que rarement, ou pour mieux dire jamais, l'effet qu'on en attendoit ; elle commença peu à peu à baiffer de réputation. Aujourd'hui les Médecins n'attribuent à ce fimple que des vertus déterfives, apéritives & diurétiques, & croyent qu'il peut être d'un très-bon fecours dans la cachéxie ictérique, l'hydropifie, la fuppreffion d'urine, la nephrétique pituiteufe fabloneufe & les affections fcorbutiques, rhumatiques & arthritiques. On le fait ordinairement prendre en poudre depuis un demi-gros jufqu'à un gros dans un véhicule vineux, ou on le prefcrit en plus grande dofe infufé dans du vin ou de l'eau boüillante.

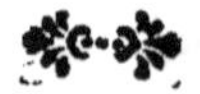

CHAPITRE VII.

Des racines de Squine & de Salse-pareille.

§. I.

L A racine de *Squine* ou d'efquine, eft épaiffe, tubéreufe, inégale, d'une tiffure ligneufe-farineufe, d'une couleur rougeâtre-pâle en dedans, rouffe en dehors, ou fauve, ou ferrugineufe-noirâtre, d'une faveur terreufe inerte, fans odeur. On l'apporte des Indes orientales & des occidentales, c'eft là pourquoi on la diftingue en orientale qui eft la meilleure, & en occidentale qui eft bien inférieure. La plante qui fournit l'orientale croît dans le Malabar, la Chine, le Tunquin, le Japon, &c.; celle d'où provient l'occidentale pouffe dans la nouvelle Efpagne & principalement dans le Pérou. Cette racine, de quelqu'endroit qu'on l'apporte, fe carie facilement; c'eft ce qui fait que ceux qui veulent tromper en Hollande, rempliffent les lacunes qui s'y font formées, d'un peu de gomme adragant, de bol, &c., & lui redonnent fa couleur naturelle par le moyen d'un menftrue propre à cet effet. Cette falfification peut devenir très-pernicieufe pour les malades, parce qu'on fe fert quelquefois, à ce que croit *Neumann*, de la litharge, pour augmenter le poids de cette drogue.

Voyez ce que *Kempfer* dit de la plante qui donne

la squine, dans ses Amenités exautiques. L'effet de la salse-pareille & de la squine, dit *Neumann* dans ses Élémens de matiere médicale, est une preuve du sel doux qui est renfermé dans la substance farineuse de la salse-pareille, & dans la résineuse en quelque façon de la squine : on le découvre encore manifestement dans la décoction de ces racines. Comme le sel de la squine est composé de parties extrêmement déliées & qu'il est fort analogue à notre sang naturel, non seulement il exhalte les sels & les esprits, mais encore il brise tous les acides, même les plus indomptables, inhérens dans les parties les plus éloignées, qui causent la vérole, la goutte, le scorbut, l'atrophie, la pthisie & les autres maladies ; & sa vertu anodyne douce fait qu'il les chasse par les sueurs, &c.

§. I I.

On ne découvre dans la composition naturelle de ce mixte aucune partie spiritueuse, ni aucun sel développé, comme l'a cru *Hermann* ; on ne peut y faire voir qu'une substance fixe, fort inerte, résineuse-gommeuse, dispersée dans une grande quantité de terre tendre & comme farineuse : ce n'est pas sans raison que je regarde la substance fixe, sur tout la gommeuse, comme inerte ; en effet il est constant par l'analyse chymique que l'infusion ni l'extrait n'ont d'odeur, ni de saveur singuliere. L'infusion aqueuse, par exemple, quoique

que rouge, exhale une odeur nauséeuse & balsamique, à peine sensible, & d'un goût insipide comme de l'eau simple tiéde. L'extrait fauve-rougeâtre
est d'une condition bien inférieure, & se trouve
sans odeur ni saveur. La premiere teinture spiritueuse, qui est de couleur d'or, est aussi tout-à-fait
insipide & sans odeur, fournit un extrait jaune-
rougeâtre dans lequel on observe de légers vestiges
d'une odeur & d'une saveur balsamique nauséeuse.
Une once de racine rend environ cinq scrupules
de premier extrait spiritueux & autant de gros de
premier extrait aqueux.

§. III.

Cette racine entre dans les décoctions les plus
connues, l'essence des bois, & on la croit vulgairement capable, à cause d'une certaine vertu imaginaire diaphorétique & diurétique, de bien purifier le sang & la lymphe, & conséquemment
comme un spécifique dans la vérole, les affections
galeuses, le scorbut & les autres maladies qui proviennent de l'impureté des humeurs. Pour moi,
appuyé que je suis de la raison & de l'expérience,
je crois qu'elle n'est presque d'aucun usage & qu'on
fait mieux de la mettre au nombre des médicamens
simples inertes, qu'actifs. En effet, le principe
volatil balsamique y est en si petite quantité, qu'on
ne doit pas en attendre un grand effet, & par consé-

quent tous les éloges qu'on a fait de ses vertus sont outrés.

§. IV.

La racine de *Salse-pareille* que l'on joint ordinairement à la squine pour l'usage qu'on en fait en médecine, est longue, sarmenteuse, ridée, difficile à rompre, de la grosseur d'une plume, jaunâtre ou un peu fauve en dehors, ou jaune ou fauve-rougeâtre, blanche en dedans, sans odeur ni saveur, si ce n'est une foible farineuse. La plante qui la produit a coutume de pousser dans le Brésil, la nouvelle Espagne, le Pérou, la Virginie & plusieurs endroits de l'Amérique, & porte differens noms. On doit choisir la racine fraiche, difficile à rompre, & un peu fauve en dehors : on doit rejetter celle qui est poudreuse, cariée, fragile, d'une couleur brune obscure ou noirâtre.

§. V.

Cette racine a peu de principes actifs ; ils sont néanmoins un peu plus puissans que ceux de la squine, & sa substance résineuse sur tout paroît lui donner de foibles forces médicinales qu'elle fait quelquefois voir. En effet, le premier extrait spiritueux d'un rouge obscur que l'on tire de la teinture rougeâtre en la faisant évaporer, a une odeur de pruneaux cuits, & se trouve d'un goût un peu amer, balsamique nauséeux & un peu âcre. Enfin la saveur un peu âcre se manifeste sur la fin, &

entreprend pendant un peu de tems le gofier & le palais; le goût un peu amer domine moins, & le balfamique eſt le plus foible des trois. La premiere infuſion aqueuſe & ſon extrait n'ont preſqu'aucune vertu, & l'un & l'autre n'ont aucune ſaveur remar- quable, ſi ce n'eſt une odeur nauſéeuſe. Une once de racine a fourni environ deux gros d'extrait aqueux & preſqu'autant de ſcrupules d'extrait ſpiritueux.

§. V I.

Elle agit en détergeant & en aiguillonnant dou- cement, & ne peut par conféquent pouſſer fort par la ſueur. Il eſt donc étonnant que les Médecins ayent mis cette racine peu active au nombre des meilleurs diaphorétiques & purifians, & qu'ils lui ayent attribué des vertus ſpécifiques admirables contre la vérole, la gale, & les autres affections qui proviennent du vice de la lymphe & du ſang. Elle n'eſt en rien préférable aux racines de bardane, de piſſenlit & d'autres ſemblables, ſi même elle ne leur eſt inférieure; ainſi on pourroit très-bien s'en paſſer en médecine de même que de la ſquine, ſur tout parce qu'on peut leur ſubſtituer des racines du pays qui ont les mêmes vertus, & même de plus puiſſantes, & qu'il eſt facile d'avoir ces racines à meilleur marché. On l'employe intérieurement de la même maniere que la ſquine.

CHAPITRE VIII.

Des racines d'Ache & de Persil.

§. I.

LA racine d'*Ache* a une tête oblongue, se trouve ordinairement de la grosseur du pouce, jette plusieurs filets longs & droits, ou de petites racines fines. Le tronc de même que les filets sont jaunâtres-blanchâtres en dehors, blancs en dedans, d'une odeur balsamique & d'une saveur doucinâtre un peu âcre. La plante se plaît à l'ombre dans des endroits humides & marécageux, pousse en Juillet une fleur en rose & en ombelle : on la cultive aussi dans les jardins. Plusieurs imaginent qu'il est plus sûr de se servir de la racine de celle-ci, parce que la sauvage pousse avec des plantes vénéneuses avec lesquelles on pourroit la confondre.

§. II.

Elle n'a point d'huile essentielle, & il n'entre dans sa composition qu'une substance fixe résineuse-gommeuse, médiocrement empreinte de particules spiritueuses odorantes. On tire d'une once de racine près de trois gros de substance gommeuse, & environ un gros & quelques grains de la résineuse. L'infusion aqueuse d'une couleur pâle-jaunâtre, d'une odeur nauséeuse & d'une saveur doucinâtre, fournit un extrait jaune un peu

fauve, d'une odeur foible balfamique & d'une
faveur doucinâtre. La premiere teinture fpiritueufe
jaunâtre & peu odorante, eft d'un goût un peu
âcre fort mêlé de balfamique foible. L'extrait en
eft jaunâtre, d'une odeur balfamique, d'une faveur
doucinâtre & balfamique douce, qui cependant
n'eft plus un peu âcre comme elle l'étoit dans la
teinture. Il paroît par là que c'eft dans l'une &
l'autre fubftance fixe qu'eft renfermée la vertu de
cette racine, & que le principe volatil un peu âcre
balfamique, qui s'évapore en grande partie pendant qu'on prépare l'extrait, y entre auffi pour
quelque chofe.

§. LII.

Les Médecins prudens ne font jamais ufage de
cette racine qu'elle n'ait été bien defféchée auparavant, parce que fon principe exhalable très-
tendre, eft en quelque façon ennemi du cerveau &
des nerfs. Elle déploye fon action en détergeant
doucement, en adouciffant & en difcutant très-
peu ; c'eft ce qui la fait mettre depuis long-
tems au nombre des pectoraux, des apéritifs les
plus moderés, des diurétiques & des utérins. C'eft
une des cinq racines apéritives. Elle paffe fur tout
pour être bonne dans l'hydropifie, l'obftruction
du foye, de la ratte & du méfentere, dans la fuppreffion d'urine & la tumeur des mammelles qui
furvient quelquefois après qu'on a allaité des enfans;

du reste , on la dit nuisible aux femmes grosses &
aux épileptiques , ce qui , je crois , ne doit être en-
tendu que de la racine fraiche & non de la desséchée. On en use intérieurement en forme de décoction aqueuse ou d'infusion vineuse depuis un
demi-gros jusqu'à deux. On s'en sert extérieurement , sur tout lorsqu'elle est fraiche & grossiere-
ment concassée & pilée , dans les cataplasmes & les
épithemes qu'on applique sur les mammelles endurcies ou gonflées de lait , sur le scrotum , sur tout
dans l'hydrocele.

§. IV.

La racine de *Persil* ordinaire differe peu de la
racine d'ache qui est si connue , & on peut dans
toutes sortes de cas la lui substituer , tant pour
l'usage intérieur que pour l'extérieur ; cependant
on s'en sert plus aujourd'hui pour assaisonner les
mets que comme médicament.

CHAPITRE IX.

De la Véronique & de la Bétoine.

§. I.

LA *Véronique* croît çà & là dans les bois & les
bosquets , & elle ne se plaît que dans un sol
sec , sabloneux & pierreux. Les feuilles qui sont
seules d'usage en médecine , approchent assez des
feuilles de prunier. Elles sont cependant plus petites,

un peu poilues, découpées sur leur bord, d'une saveur un peu amere & astringente, d'une odeur foible balsamique, sur tout lorsqu'elles sont broyées.

§. I I.

Lorsqu'on les fait distiller avec de l'eau simple à un feu moderé, il n'en sort aucune huile substantielle ; l'eau néanmoins qui s'en sépare est empreinte d'un principe spiritueux balsamique très-mobile & très-tendre ; le reste même de la décoction a encore de plus grandes forces. En effet, la vertu médicinale de ces feuilles ne dépend pas de leur seul principe volatil odorant, mais aussi de la substance fixe tant gommeuse que résineuse, comme il est très-constaté par l'analyse chymique poussée aussi loin qu'il est possible. La premiere infusion aqueuse est d'une saveur un peu amere, d'une odeur foible balsamique, fournit un extrait fauve-noirâtre, d'une odeur balsamique, d'une saveur un peu amere, un peu âcre & très-légérement astringente. La premiere teinture spiritueuse est d'une couleur jaunâtre-verte tirant sur le noir, d'une odeur spécifique balsamique de la plante, d'une saveur un peu âcre, mêlée cependant de balsamique & d'un peu amer. L'extrait differe à peine de la teinture, si ce n'est qu'il est d'une couleur fauve-noirâtre & d'une odeur plus foible. Il jette sans cesse pendant son évaporation une odeur agréable ; c'est pourquoi il n'est pas étonnant que l'extrait ait moins d'odeur. Il est bon d'ajoûter que l'amertume est plus grande dans la partie réfineuse, aussi l'extrait est-il plus puissant que la teinture. La quantité de l'un & l'autre extrait est presqu'égale, & on en tire plus de trois gros tant de l'infusion à l'eau que de la teinture à l'esprit de vin.

§. III.

Les feuilles de *Bétoine*, plante qui vient d'elle-même à la campagne, different à la vérité par leur forme & leur grandeur de celles de la véronique, mais elles ont beaucoup de rapport ensemble par leur odeur, leur faveur, leurs principes & leurs forces. En effet, la premiere teinture spiritueuse est d'une couleur verte foncée, & outre qu'elle a l'odeur balfamique douce & spécifique de la plante lorsqu'elle est écrafée, elle se trouve aussi d'une faveur un peu âcre & légérement balfamique. La premiere infusion aqueuse est d'une faveur balfamique un peu amere, exhale une odeur douce & disgracieufe. L'extrait qui reste après l'évaporation est à peu près de la même couleur que l'infufion, d'une odeur douce balfamique, d'une faveur un peu falée balfamique légérement amere & médiocrement aftringente fur la fin. Une once de feuilles a fourni environ deux gros d'extrait aqueux, & on en tire tout au plus quatre scrupules de la teinture spiritueuse.

§. IV.

Ces médicamens simples vulgaires pris en forme de décoction, ou d'infusion aqueuse ou vineuse, non seulement détergent doucement, discutent & atténuent, mais resserrent & fortifient aussi sans douleur; ils sont par conséquent très-propres à lever les obstructions des visceres, à pousser par les sueurs & les urines, à purifier les humeurs. La bétoine est plus apéritive, diurétique & pectorale que la véronique, qui la surpasse un peu en vertu; mais on croit la bétoine plus nervine & céphalique: c'est pourquoi on se sert plus fréquemment de la véronique contre l'obstruction du foye, de la ratte, de la matrice & du mésentere, de même que contre le calcul, la suppression d'urine, l'hydropisie, l'enrhoüement, la toux, l'asthme, la pthisie menaçante, &c.; & on fait plus d'usage de la bétoine dans la migraine, le coryfa, la céphalalgie, le vertige, la palpitation de cœur & les autres maladies semblables. Je pense que cette prérogative spécifique n'est d'aucune ou n'est pas au moins d'assez grande conséquence pour empêcher que les Praticiens ne se servent indifferemment de l'une ou de l'autre dans les maladies dont nous avons parlé & dans d'autres, sans commettre d'erreur. On les fait entrer dans les décoctions détersives & purifiantes vulnéraires, dont on se sert extérieurement.

CHAPITRE X.
Du Lierre terrestre.

§. I.

LE *Lierre terrestre* croît en abondance à l'ombre dans les jardins & les champs, fur tout le
long des hayes, & tantôt il rampe par terre, tantôt
il grimpe fur les corps voifins. Les feuilles, dont on
fe fert principalement en médecine, font rondes,
dentelées dans leur bord, un peu poilues, d'une
odeur balfamique affez forte & difgracieufe, d'une
faveur un peu âcre & un peu amere.

§. II.

Il entre dans leur compofition naturelle des
principes fort actifs & bien plus excellens qu'on
ne le croit vulgairement. Elles renferment en effet
une fubftance fixe, tant gommeufe que réfineufe, &
des parties volatiles, ou d'une nature fpiritueufe-
inflammable. Ces dernieres, comme on s'en apperçoit facilement par la diminution infenfible de
l'odeur, s'exhalent en grande partie pendant que
les feuilles fe defféchent, & par conféquent l'activité de ces feuilles ne confifte plus dans la fuite que
dans leur fubftance fixe, fur tout la gommeufe ;
c'eft ce que nous ont très-bien fait voir les analyfes
chymiques. En effet, il s'éleve dans la diftillation
humide une eau d'une odeur balfamique difgra-

cieuse, qui n'a néanmoins aucune vertu singuliere ;
on découvre des vertus bien plus grandes &
bien plus admirables dans les infusions qu'on en
fait & dans les extraits qu'on en prépare ; car la
premiere infusion aqueuse, fauve, d'une odeur
disgracieuse balsamique & spécifique de la plante,
se trouve d'une amertume moderée, & d'une âcreté
subtile & pénétrante. Cette âcreté affecte le gosier,
la langue & le palais d'une façon tout-à-fait singuliere, & paroît exciter une oscillation vive des
fibres. L'extrait dont on tire trois gros & cinq
grains d'une once de feuilles, est fauve-noirâtre ;
& outre la foible odeur balsamique, il est d'un goût
d'abord doucinâtre & un peu amer, ensuite si âcre
qu'il paroît en ce cas tenir un peu du poivre ou
plutôt approcher un peu de la racine de pinpre-
nelle. La premiere teinture spiritueuse est d'un
verd foncé, d'une faveur balsamique un peu âcre,
de l'odeur spécifique de la plante. On en tire une
bien moins grande quantité d'extrait que de l'infusion aqueuse ; cet extrait a même des vertus bien
plus foibles, se trouve d'une couleur jaune, d'une
odeur foible spécifique & d'une faveur balsamique
un peu amere.

§. III.

Ces feuilles agissent dans le corps en aiguillo-
nant, en détergeant, en atténuant, en discutant
doucement & en fortifiant ; c'est pourquoi elles

méritent d'être placées à la tête des apéritifs, des pectoraux, des diurétiques & des lithontriptiques. On peut étendre leur usage spécial à differentes maladies, & s'en servir sur tout dans l'enrhoüement, la toux pituiteuse, l'asthme humoral, le catharre suffoquant, l'obstruction des visceres du bas-ventre, l'hydropisie humide commençante, la nephrétique pituiteuse sabloneuse, la dysurie, les affections arthritiques, la suppression des régles, le sang grumelé, &c. Je n'oserois garantir ni nier qu'elles soient aussi bonnes que plusieurs le prétendent pour détruire les vers des intestins, dans la dysenterie, & sur tout à cause de leur vertu diaphorétique douce, dans la peste & les autres fiévres malignes. On les prescrit en décoction & en infusion dans de l'eau & du vin depuis un gros jusqu'à deux, trois & même une demi-once. Les décoctions sont néanmoins en tout préférables aux infusions parce que les principes fixes dont dépend principalement l'efficacité de ces feuilles, comme nous l'avons dit ci-devant, se séparent mieux par l'ébullition. On les fait très-souvent entrer dans les décoctions traumatiques & les cataplasmes qu'on employe contre les ulceres chancreux & les autres, la gangrêne, les hernies, les tumeurs scrophuleuses, les douleurs arthritiques, rhumatiques, &c.

CHAPITRE XI.

De la Germandrée & du Chamapytis.

§. I.

LA *Germandrée* ou le petit chêne pousse çà &
là dans des lieux incultes & remplis de rochers.
Les feuilles, qui ont plus de vertus que le reste de
la plante, & dont conféquemment on fait principalement ufage en médecine, font petites, oblongues, dentelées comme des feuilles de chêne, d'une
faveur balfamique amere & un peu aftringente fur
la fin, d'une odeur gracieufe balfamique, fur tout
lorfqu'elles font écrafées.

§. II.

Le principe volatil, odorant, balfamique, eft
foible, & n'entre qu'en petite quantité dans la
compofition de ce mixte ; c'eft pourquoi il fe diffipe infenfiblement à mefure que les feuilles fe
defféchent ; on doit conféquemment pour en déterminer les vertus avoir plus d'égard à la fubftance
fixe réfineufe & gommeufe, qu'à ces parties fpiritueufes. La portion gommeufe, comme le prouve
l'analyfe chymique, a plus de vertu que la réfineufe. Quant à la quantité, elle paroît prefqu'égale,
parce que les extraits font en même quantité, &
qu'on en tire environ deux gros tant de l'aqueux
que du fpiritueux. La premiere infufion aqueufe eft

jaune-fauve, d'une odeur foible balfamique, d'une faveur amere. L'extrait en differe à peine, fi ce n'eft qu'il eft d'une couleur plus foncée, d'une faveur balfamique amere plus forte & un peu aftringente fur la fin. La premiere teinture fpiritueufe eft d'un verd foncé, de l'odeur fpécifique de la plante, d'une faveur balfamique un peu amere. L'extrait eft jaune-noirâtre, d'une odeur plus foible que la teinture & d'une amertume un peu plus forte.

Les feuilles vertes de la plûpart des plantes, comme le confirment les analyfes chymiques de la véronique, de la bétoine, du romarin, de la rüe, de la fauge, de la méliffe, de la menthe, du thin, de l'aurone, &c., dont nous avons traité, ne communiquent leur couleur verte qu'au menftrue fpiritueux; d'où il paroît fuivre que la verdure de ces feuilles dépend uniquement, ou au moins principalement, de la partie huileufe-réfineufe. Cette obfervation mérite quelqu'attention, & peut fervir à expliquer pourquoi certaines plantes, comme les pins, les fapins & le buis, confervent leur verd pendant toutes les faifons.

§. III.

Elles font du nombre des médicaméns réfolutifs, déterfifs, apéritifs fortifians, anthelmintiques, diaphorétiques, diurétiques & purifians, & produifent de bien bons effets dans les affections galeufes, çachectiques, rhumatiques, arthritiques

& catharrales, dans les fiévres intermittentes , les maladies pituiteuses de poitrine , l'hydropisie ascite, l'ictere, la suppression d'urine & des régles , les fleurs blanches , le scorbut & le sang grumelé. On les prescrit , comme la véronique & la bétoine , en décoction & en infusion dans de l'eau & du vin ; cependant en plus petite dose , parce qu'elles sont bien plus puissantes que ces simples , & qu'outre cela elles causent bien plus facilement des nausées à ceux qui les prennent. Quelques-uns mêlent ces feuilles pulvérisées avec un syrop convenable , & ils croyent que cet électuaire doux-amer produit un plus grand effet dans l'asthme , la toux & les autres maladies de poitrine. On fait beaucoup de cas de leur décoction pour laver les ulceres, sur tout les plus rebelles : on ajoûte encore que mises en poudre dans les emplâtres , elles concourent à la cure des hernies.

§. I V.

Le *Chamæpytis* croît dans differens endroits ; sur tout en Austrie & en Hongrie, où il pousse naturellement dans des lieux champêtres, sabloneux & de montagne : on le cultive aussi dans les jardins. Les feuilles , dont il est ici principalement question , sont étroites , oblongues , un peu poilues & blanchâtres, d'une odeur comme de poix , résineuse - balsamique assez pénétrante , d'une saveur amere.

§. V.

La nature, les principes & les vertus de ces feuilles les font reſſembler beaucoup à celles de germendrée ; elles ont cependant un peu plus de ſubſtance ſpiritueuſe. La portion gommeuſe, extraite d'abord avec de l'eau ſimple, & épaiſſie, eſt d'une couleur jaune-fauve tirant un peu ſur le noir ; & malgré ſon odeur foible, elle eſt d'un goût balſamique-amer un peu aſtringent ſur la fin. L'infuſion, avant que d'être évaporée, a une odeur balſamique ſpécifique un peu plus forte, une ſaveur plus foible ſans qu'on y apperçoive rien d'amer. La premiere teinture ſpiritueuſe eſt d'un verd foncé, ſent plus la plante que l'infuſion aqueuſe, ſe trouve d'un goût un peu âcre & balſamique un peu amer. L'extrait perd de la couleur verte & devient en quelque façon jaune-noirâtre, d'une ſaveur balſamique-amere dans laquelle on n'obſerve plus d'âcreté, mais qui eſt mêlée de je ne ſçai quoi de doucinâtre.

§. V I.

Le chamæpitys eſt utile dans les mêmes maladies dans leſquelles on uſe de la germandrée : on peut conſéquemment les ſubſtituer l'un à l'autre. Quelques-uns penſent que les feuilles de chamæpytis font d'un plus grand ſecours dans les maladies de la tête & des nerfs, & par conſéquent dans l'apopléxie, l'épilepſie, le vertige, la paralyſie, &c. ;
mais

mais je ne vois pas sur quoi est fondée cette prétendue prérogative. En effet, les principes actifs
de ces deux espéces de feuilles sont fort semblables, on n'apperçoit point de difference dans leur
maniere d'opérer, leurs vertus doivent conséquemment être égales. On peut les faire prendre
intérieurement en décoction & en infusion aqueuse
ou vineuse, cela revient au même, parce que la substance fixe gommeuse en céde peu à la résineuse, &
que l'une & l'autre ont des forces admirables. Nous
pourrions encore dire de ces feuilles ce que nous
avons rapporté ci-dessus §. 3., sur l'usage tant interne qu'externe de la germandrée. *Voyez* cet endroit.

CHAPITRE XII.

Du Thé oriental & du vrai Teucrium.

§. I.

LE *Thé*, que les Chinois appellent *Thah*, & ceux
du Japon *Tsja* ou *Tsjaa*, se dit des feuilles
d'un certain arbrisseau oriental, desséchées, ou
plutôt légérement grillées, plus ou moins repliées
sur elles-mêmes, d'une agréable odeur, un peu
austeres & légéremens ameres, vertes ou verdâtres,
ou d'un fauve-noirâtre.

§. II.

La diversité de la couleur du thé fait qu'on le
divise en général en verd & en fauve, ou, pour

mieux dire, en fauve-noirâtre. Le fauve, qu'on appelle vulgairement *Thé-bun*, *Thé-buh*, *Thé-bouy*, vient de la même source que le thé verd ; & toutes les differences qui s'observent entre toutes les espéces de thé verd & de thé-buh, viennent en partie de la differente température du climat, de la bonté du sol & de la culture ; en partie du different âge des feuilles fraiches, de leur tendresse, de leur grandeur, du tems dans lequel on les cueille ; en partie aussi de la maniere dont on les prépare. Voyez tout ce qu'en a dit *Neumann* dans son Traité sur le thé.

.*Kempfer* nous dit, dans ses Amenités exautiques, que la récolte du thé ne se fait pas toute dans le même tems. La premiere se fait ordinairement vers la fin du mois *Songuats*, qui est le premier de ceux du Japon, & commence avec la nouvelle lune la plus proche de l'équinoxe du printemps, c'est-à-dire dans la fin de Février ou au commencement de Mars. Les feuilles sont alors en petite quantité, fort petites, & ne sont déployées que depuis deux & trois jours ; mais ce sont les plus précieuses de toutes, & leur rareté fait qu'il n'y en a que pour les Princes & les riches ; c'est ce qui a fait nommer cette espéce de thé, *Thé Césarien & Fleur de thé*. Personne ne cueille les pétales des fleurs ; on ne s'en sert pas au lieu des feuilles, comme on le croit faussement ici. C'est sans doute ce nom de fleur ou l'ignorance des voyageurs qui en auront impofé. La feconde moiffon, qui eft la premiere pour quelques-uns, fe fait dans le fecond mois, c'eft-à-dire, vers la fin de Mars ou le commencement d'Avril : on cueille tout enfemble les feuilles qui font bien développées & celles qui ne le font pas, puis on les fépare, fuivant leur bonté & leur grandeur, avant que de les préparer ; parmi celles qui ne font pas développées, il s'en trouve d'auffi bonnes que celles de la premiere récolte, ce qui en fait faire autant de cas & leur fait donner le même nom : on les fépare donc des autres. La troifiéme & derniere récolte, la plus abondante des trois, fe fait dans le troifiéme mois, tems dans lequel toutes les feuilles font développées & en grande quantité. Quelques-uns s'en tiennent à cette récolte, cueillent en cette feule fois tout leur thé, choififfent les feuilles & les diftinguent en trois claffes par rapport à leur dégré de bonté, fçavoir, l'*Itzibar*, le *Niban* & le *Sanban*. Cette derniere efpéce eft regardée comme la plus groffiere & ne fert qu'au peuple, &c.

§. III.

L'arbriffeau, qui ordinairement ne donne de bon thé qu'au bout de trois ans & n'en fournit que jufqu'à fept, croît uniquement ou principalement dans la Chine & dans le Japon, où les habitans du pays ont grand foin de le cultiver & de le tranf-planter. Il croît lentement & il monte infenfible-

D ij

ment à hauteur d'homme. Suivant la défcription qu'en donne *Kempfer*, fes feuilles font femblables à celles du cerifier & la fleur à celle du rofier fauvage ; le fruit eft à une, à deux & plus fouvent à trois coques. Sa racine eft irrégulicrement branchue, ligneufe, noirâtre à fa furface ; fa queue eft branchue dès fon extrêmité , & plufieurs de ces branches & de ces rameaux s'étendent fans trop obferver d'ordre. Il eft couvert d'une foible écorce, fans fuc , mince , de couleur bai , blanche vers les extrêmités & un peu de couleur d'herbe aux fommets. Le bois en eft un peu dur & fibreux ; il a peu de moëlle & elle lui eft fermement inhérente. Les feuilles pofent fur des pédicules charnus & très-courts, font placées fans ordre autour des tiges, & y refteroient fi on ne les en détachoit; elles reffemblent à celles du cerifier par leur fubftance , leur figure, leur couleur & leur grandeur ; les jeunes feuilles cependant ont peut-être plus de rapport à celles du fufain à fruit rouge , fi on en excepte la couleur. Les fleurs fortent feules ou deux à deux des aiffelles des feuilles ; femblables aux fleurs de rofier fauvage, elles ont un pouce de diamétre & même plus, font d'une odeur affez foible , blanches & à fix pétales rondes concaves ; elles font placées fur des pédicules demi-circulaires , qui minces dans leur origine vont en groffiffant fe terminer par cinq & la plûpart du tems par fix écailles, petites , orbicu-

laires, qui tiennent lieu de petit calice. A la fleur
succéde un fruit à une, deux, & assez souvent
à trois coques, comme la semence de ricin, composé de trois petites têtes globeuses, de la grosseur
d'une prune sauvage, qui concourent au centre
d'un pédicule commun, distinguées l'une de l'autre
par un petit enfoncement cotoneux, par le moyen
duquel on les peut séparer. Il est outre cela composé d'un péricarpe & d'une petite noix étroitement renfermée dans chacune des petites têtes. Le
péricarpe est de couleur d'herbe, devient noirâtre
en mûrissant, opaque dans sa surface ; il est d'une
substance grasse membraneuse & en quelque façon
ligneuse, s'ouvre par le haut après s'être desséché &
avoir resté une année sur la plante. La petite noix
est presque globeuse, comprimée simplement dans
l'endroit par lequel elle est adossée aux autres ; elle
est couverte d'une petite écorce mince, un peu
dure, brillante, spadicée & fort semblable à celle
de la chataigne ; en l'ôtant on trouve un noyau
roux à l'extérieur, rempli d'une substance solide &
huileuse comme la noisette, d'abord d'une saveur
fade & doucinâtre, puis amere comme la semence
de *cheiri* & très-sauvage ; elle provoque vivement
la salive, & en passant dans le gosier, elle y paroît
d'un goût nauséeux qui se dissipe cependant
promptement, & le blesse lorsqu'on l'y conserve
un peu de tems, &c.

D iij

Ceux qui défirent une defcription plus étendue de cette plante & de fes parties, peuvent confulter le troifiéme *Fafciculus* du même Auteur.

§. IV.

Les feuilles fraiches, quoique fans odeur fenfible, ont néanmoins un principe narcotique très-tendre, troublent les efprits animaux, fi on en ufe intérieurement ; ennyvrent & bleffent le cerveau, & font trembler. Pour leur ôter donc en partie cette qualité nuifible & comme virulente, & pour les pouvoir mieux conferver & les tranfporter, les habitans du pays les mettent dès le même jour qu'ils les ont cueillies dans une grande poële de fer plane, quarrée ou ronde, placée fur un fourneau fait exprès pour les y faire riffoler doucement & avec précaution, de la maniere dont *Kempfer* a auffi donné une defcription fort détaillée ; on a foin pendant ce tems de les remuer avec la main & de faire enforte qu'elles foient également riffolées. Une fois qu'elles font affez grillées, on les tire avec un fourgon de bois, on les met d'abord toutes chaudes fur une natte de paille ou de jonc, d'autres perfonnes les prennent entre leurs mains & les tournent d'un mouvement uniforme pour les faire fe plier fur elles-mêmes & fe frifer. Après cette préparation, que l'on réitere autant de fois qu'il eft néceffaire pour faire deffécher les feuilles, on les choifit & on fépare les feuilles les plus groffieres, mal tournées & trop brûlées, de celles qui font mieux conditionées, & on les met à part. On ne fait pas ufage fur le champ de ces feuilles, mais on les garde pendant dix, douze & même un plus grand nombre de mois, pour que les reliquats du principe narcotique s'exhalent peu à peu d'eux-mêmes.

§. V.

Le thé, préparé comme nous venons de le dire, & que les Marchands nous apportent principalement de la Chine, a un principe huileux-inflammable très-tendre & gracieux, balfamique, que l'on peut affez connoître par l'odeur de l'infufion & de l'eau diftillée ; il a auffi une fubftance fixe active, terreufe-réfineufe-gommeufe. Il entre une plus grande quantité de partie gommieufe dans fa compofition, & ce principe eft fi étroitement uni avec le réfineux, qu'on peut dès la premiere fois en extraire une grande partie, foit avec de l'eau fimple, foit avec de l'efprit de vin. *Neumann* a tiré d'une once de thé verd une demi-once & deux fcrupules de premier extrait aqueux, & feulement un fcrupule d'extrait réfineux fait en fecond ; puis par un procédé oppofé, il tira d'une autre once de thé trois gros & demi du premier extrait fpiritueux, & quatre fcrupules d'un extrait fait en fecond avec l'eau. Il trouva très-peu de différence tant par rapport à la quantité qu'à la qualité, dans les extraits du thé-bouy, fi ce n'eft que le premier extrait fpiritueux étoit plus gracieux & le fecond plus difgracieux que ceux du thé verd, que le principe gommeux y étoit en plus grande & le réfineux en plus petite quantité. Tout ceci répond fort bien aux analyfes que j'en ai fait; je crois néanmoins devoir obferver que la couleur de l'infufion fpiritueufe du thé-bouy, n'eft pas toujours verte, comme le prétend *Neumann*, mais fort fouvent d'un jaune-fauve. La portion réfineufe eft plus puiffante que la gommeufe & bien plus ftiptique ; car le premier extrait aqueux, qui eft par conféquent plus gommeux, eft d'une couleur un peu fauve tirant fur le jaune & le rougeâtre, laiffe fimplement fur la langue un goût médiocrement aftringent. Le premier extrait fpiritueux eft d'une couleur, fuivant la diverfité du thé, d'un fauve ou verdâtre-noirâtre, d'une faveur balfamique un peu amere dans fon principe, puis tout-à-fait auftere & ftiptique. L'odeur fpécifique balfamique, qui eft affez forte dans les infufions fur tout dans l'aqueufe, diminue beaucoup dans les extraits, de façon qu'on ne la fent que fort peu dans le fpiritueux & prefque point dans l'aqueux.

Les payfans & les pauvres citoyens font les feuls qui fe fervent de cette décoction pour boiffon ordinaire. Les riches ne font ufage que de l'infufion qu'ils préparent de deux façons. Tantôt ils jettent, comme nous faifons, le thé dans l'eau boüillante & prennent cette infufion feule; d'autres fois ils réduifent les feuilles en poudre dans un moulin, puis ils en mettent une certaine quantité dans un vafe rempli d'eau chaude, & ils avalent cette poudre avec l'eau.

§. VI.

Les habitans de la Chine & du Japon non feulement font un ufage journalier de l'infufion & de la décoction du thé dans l'eau, non feulement c'eft leur boiffon la plus ordinaire & la plus gracieufe, mais encore ils l'employent très-fouvent comme médicament. Ils croyent en effet, fur tout lorfqu'on fe fert de feuilles qui ont un an, que le thé égaye, leve les obftructions des vifceres, purifie le fang, chaffe la matiere tartareufe, que par conféquent il remédie à un grand nombre de maladies, & qu'il en détourne plufieurs, les calculeufes fur tout & les arthritiques. La plûpart des Européens font dans le même fentiment, & il s'en eft peu fallu, dès qu'ils commencerent à connoître cette infufion, que quelques louangeurs outrés, conduits peut-être par l'efpérance du gain, ne l'ayent regardé comme un reméde univerfel pour préferver & guérir de toutes les maladies. Aujourd'hui le thé a en quelque façon baiffé de réputation, & on a fait voir qu'il n'avoit pas des vertus qui répondiffent à d'auffi grands éloges; que les forces que dé-

ploye l'infusion de thé, devoient être plutôt attribuées à l'eau chaude qu'au thé même. Je suis, sans
balancer, de cet avis ; car il est plus que certain
qu'en ce cas l'eau chaude prise en grande quantité produit un plus grand effet en délayant,
en dissolvant, en détergeant, en tempérant, en
ouvrant, en humectant, que les molécules extrai-
tes du thé, qui par leur principe balsamique très-
tendre, discutent très-doucement, & resserrent les
fibres moyennant leur principe terreux-résineux-
gommeux austere un peu amer. On peut, de la vertu
astringente qui n'est pas absolument grande dans
l'infusion à cause du peu de thé qu'on y fait entrer,
déduire la vertu diurétique, que je regarde comme
la premiere après la vertu astringente & légérement discussive, & en déduire aussi la nervine, la
céphalique, la cardiaque, la pectorale, &c., sans
en exclure la douce discussion que produit le principe balsamique très-tendre. Je ne puis donc trop
avertir que lorsqu'il s'agit d'estimer les vertus de
chaque espéce de thé, il faut avoir plus d'égard à
la grande quantité du véhicule & du menstrue
aqueux qu'aux principes actifs mêmes du thé, qui
sont en très-petite quantité dans l'infusion ordinaire, comme nous l'avons dit ci-devant.

§. V I I.

Autant l'usage moderé de l'infusion est utile
non seulement à ceux qui sont en santé, mais encore

d'un grand avantage dans les fiévres , les inflammations , les affections rhumatiques , arthritiques ,
nephrétiques , pituiteuses de poitrine , & les autres
catharrales , de même que dans le scorbut , l'obstruction des visceres , la douleur de tête , & plusieurs maladies qui tirent leur premiere origine de
l'épaississement & de l'impureté des humeurs ;
autant, dis-je, l'usage moderé produit de bons
effets dans ces sortes de cas , autant l'abus qu'on en
fait peut altérer la santé. Le menstrue aussi bien
que le thé peuvent devenir nuisibles : en effet l'eau
tiéde, quoique médiocrement empreinte des principes du thé, comme c'est notre coutume, affoi-
blit considérablement les tuniques de l'estomac &
des intestins , rend même les autres parties plus
lâches, si on en use trop fréquemment & en trop
grande quantité ; l'appétit diminue , la digestion
se fait mal, les visceres & les vaisseaux perdent leur
ton , succédent en conséquence differentes maladies chroniques. On peut à la vérité remédier à cet
inconvénient en faisant entrer une plus grande
quantité de thé dans l'infusion ; mais en même
tems cette infusion devient nuisible d'un autre
façon ; elle resserre trop alors ; elle excite en effet
dans des sujets trop sensibles , des anxiétés dans les
hypocondres & un tremblement dans l'estomac ;
elle cause à d'autres, qui sont sujets aux spasmes
des premieres voyes , la cardialgie , la colique , ou

au moins la pareſſe du ventre ou l'obſtruction
entiere. Les aſthmatiques , les pthiſiques & tous
ceux qui ont quelque maladie chronique de poitrine , ne doivent point attendre de cette infuſion
d'auſſi bons effets qu'ils ſe le perſuadent vulgairement , parce que l'uſage continuel , abondant &
journalier qu'on en peut faire , fait perdre aux poûmons leur ton, reſter les humeurs plus long-tems en
ſtagnation, rend l'obſtruction des vaiſſeaux de jour
en jour plus conſidérable , & les impuretés mu-
queuſes s'arrêtent plus facilement.

§. VIII.

La plûpart des Médecins ont taché de ſubſtituer
differentes plantes indigénes au thé oriental le plus
précieux ; ils ne ſont cependant pas d'accord ſur
celle qui ſeroit la plus convenable , c'eſt ce qui fait
que les uns en ſubſtituent une & d'autres une autre.
Je ne rapporterai pas ici toutes ces plantes de
mode que *Cohauſen* a en grande partie décrites dans
ſon Traité intitulé , *neo-Thea* ; & je ne ferai qu'a-
joûter le peu qui ſe trouve dans les actes des Médecins de Berlin ſur le vrai *Teucrium* , que l'on
préfere à toutes les autres plantes qu'on a taché de
ſubſtituer au thé. Cette plante ſauvage, qu'on appelle auſſi germandrée femelle, &c. , croît dans les
lieux les plus élevés & les plus ſecs des montagnes,
& s'éleve à la hauteur d'une demi-coudée. Les
feuilles fraiches & cueillies ſur tout en Juin avec

les petites fleurs monopétales bleues, réunies en épi & desséchées doucement à l'ombre, donnent à l'eau boüillante, dans laquelle on les fait infuser modérement, une couleur verdâtre, une odeur suave balsamique & une saveur bien plus gracieuse que celles de véronique ordinaire & de bétoine; elles sont donc en cela fort analogues au thé oriental, & elles le surpassent presqu'en vertu. Dans la longue explication que *Gohlius* donne des qualités du teucrium, il prétend qu'il n'en céde rien au thé. On peut en faire prendre aux personnes en santé, de même qu'à celles qui sont malades, sans craindre qu'il puisse produire un effet contraire : j'ai même observé, dit-il, que les personnes qui ne pouvoient supporter l'infusion du thé & ausquelles elle étoit contraire, se trouvoient bien de celle de teucrium & qu'elle leur étoit salutaire. Cette infusion est bien plus diaphorétique & diurétique que celle de thé. Elle ne cause point de cardialgies, elle les dissipe au contraire & les guérit. Si nous voulions parcourir toutes les maladies ausquelles l'homme est sujet depuis la tête jusqu'aux pieds, il n'en est aucune dans laquelle cette infusion ne doive produire de bons effets. Je ne prétends pas cependant que ce soit une panacée; mais je dis qu'elle ne s'oppose jamais à la cure d'aucune maladie. Sa vertu diurétique-diaphorétique lui fait enlever les impuretés scorbutiques du sang, sur tout les recrémens du ferum & de la lymphe. Son efficacité balfamique vulnéraire fait qu'elle eft auffi bonne & même meilleure que la véronique, lorfque les vifceres font bleffés ou fuppurent. Je ne m'arrêterai pas ici à tous les détails qui pourroient faire voir combien cette petite plante a de vertus pour guérir differentes maladies; mais je ne puis m'empêcher de dire qu'elle eft préférable au thé, par cela même qu'on en peut faire ufage fans courir aucun rifque. Il n'eft pas befoin de la laiffer fe bonifier pendant une année, ni de la faire riffoler pour la dépoüiller de fes qualités nuifibles pour le cerveau & les nerfs, comme on fait le thé : au contraire, plus elle eft fraiche & meilleure elle eft, plus elle eft gracieufe & falutaire, &c.

CHAPITRE XIII.

De l'Armoife.

§. I.

L'*Armoife* fe diftingue en rouge & en blanche; la blanche a la tige pâle ou d'un verd blanchâtre; la rouge eft fpadicée : c'eft là pourquoi C. *Bauhin* leur a donné differens noms. On cultive ces deux efpéces dans les jardins, & elles croiffent auffi d'elles-mêmes dans differens endroits. Les feuilles defféchées ont peu d'odeur & une faveur foible balfamique, qui eft néanmoins plus forte dans les fommités qui portent la fleur & les femences.

§. II.

La plûpart des Médecins attribuent des vertus étonnantes à cette plante & la recommandent très-fort en décoction dans de l'eau ou du vin, dans l'obftruction des vifceres, la nephrétique fabloneufe, l'ifchurie, la dyfurie, les tranchées du ventre, les playes empoifonnées, les coups d'armes à feu, &c.; ils ajoûtent qu'elle pouffe avec force les régles & les vuidanges, de même que le fœtus & l'arriere-faix; qu'enfin elle eft fi efficace dans toutes les maladies de la matrice, qu'on pourroit à jufte titre l'appeller l'accoucheufe défirée de toutes les meres & le vrai reméde de toutes les maladies des femmes.

§. III.

Rien de plus grand que tous ces éloges & tous ceux que je pourrois rapporter; mais àvec tout cela, je doute encore que les feuilles d'armoife ayent les vertus qu'on leur accorde. En effet, je n'ai pû découvrir dans l'analyfe chymique aucun principe auquel on pût attribuer autant d'énergie; les particules fort tendres volatiles-balfamiques, font en très-petite quantité & font fort foibles; la fubftance fixe gommeufe-réfineufe eft fi inerte, qu'on en doit attendre peu d'activité. Le premier extrait aqueux eft tout-à-fait fans faveur, & le premier fpiritueux eft fimplement très-doux, à peine perceptible, un peu âcre balſamique. Je crois donc que les feuilles d'armoiſe ont ſimplement une vertu diſcuſſive & déterſive languiſſante, & qu'elles ne peuvent conſéquemment être d'un bien grand ſecours dans les maladies dont il a été queſtion ci-deſſus. Quoiqu'en puiſſent avoir dit de contraire les Auteurs, tout cela ne fait rien contre moi, ayant connu plus d'une fois combien cette prétendue expérience ſur laquelle ils s'appuyent ſi fort, étoit fondée ſur les préjugés, ſans avoir aucun autre fondement ſolide.

§. IV.

On prépare en Chine & dans le Japon avec les feuilles d'armoiſe ordinaire encore nouvelles, deſ-ſéchées pendant long-tems & paſſées, une matiere très-uſitée pour le cautere actuel; c'eſt le *Moxa*, avec lequel les habitans du pays prétendent non ſeulement guérir toutes les maladies, ſur tout les arthritiques, mais encore s'en préſerver. Le moxa, à ce que dit *Kempfer*, eſt une eſpéce de coton ou d'étoupe de couleur cendrée, fort propre à s'en-flâmer, & dont le feu, une fois qu'elle eſt enflâ-mée, s'augmente modérement ſans qu'il paroiſſe d'étincelle, eſt d'une ardeur temperée; il brûle lentement juſqu'à ce qu'il ſoit tout-à-fait réduit en cendre. On cueille la plante de grand matin, toute trempée de roſée; on la ſuſpend à l'air dans la partie occidentale de la maiſon, & on la conſerve

long-

long-tems au plancher , jusqu'à ce qu'elle soit suffisamment desséchée , parce que le coton qui s'en
forme est d'autant meilleur & plus fin , qu'elle est
plus vieille ; c'est ce qui a fait dire à plusieurs qu'il
falloit la garder pendant dix ans. Le moxa se prépare sans beaucoup d'artifice. On écrase pour cet
effet les feuilles jusqu'à ce qu'elles soient amollies
comme de la grosse étoupe , puis on les froisse & on
les agite pendant quelque tems avec les mains ,
pour obliger les fibres les plus dures & les récre-
mens membraneux à s'en détacher ; cela étant fait ,
cette espéce de coton est le même & a la même
finesse par tout. Il devient encore plus beau & plus
fin si on le peigne , au point même qu'on pourroit
à peine croire , si on ne le sçavoit, que ce coton se
fait avec l'armoise.

<h3 align="center">§. V.</h3>

On fait de ce coton de petits cones avec les
doigts ; on applique ces cones sur la peau après les
avoir un peu humectés de salive , & on y met le feu
dans leur sommet avec une baguette. Le feu con-
sume en peu de tems ce bourdonnet jusqu'à la
peau ; & au lieu d'y faire former une vessie , il n'y
forme qu'une tache spadicée & fauve. On applique
ordinairement sur cette brûlure de l'ail écrasé ,
pour hâter la suppuration , & on couvre le tout de
la pellicule extérieure de l'ail , après l'avoir moüil-
lée ; on ouvre le lendemain avec des ciseaux la

veſſie qui quelquefois ſe forme autour, & on applique ſur l'eſchare au lieu d'ail, une feuille de
plantin riſſolée, par ſon côté le plus rude & enfin
par le côté mol, afin que l'eſchare ſe ſépare &
qu'enſuite l'ulcere acheve de ſe conſolider.

§. V I.

On applique ainſi le moxa ſuivant la diverſité
des maladies, tantôt dans un endroit tantôt dans
un autre, plus fréquemment cependant ſur le dos,
de chaque côté, près de l'épine juſqu'aux lombes,
en évitant par tout avec ſoin les arteres, les veines
& les tendons. La douleur que cauſe ce feu, lorſqu'il attaque la peau, n'eſt pas des plus ſenſibles, à
moins qu'on ne recommence cette opération pluſieurs fois dans le même endroit dans un petit in-
tervalle de tems, & qu'on ne ſe ſerve de bourdonets plus forts. J'ai vû cent fois, dit *Kempfer*, les
enfans mêmes ſupporter cette brûlure dans differentes parties du corps, ſans en témoigner aucune
douleur : en effet, les enfans & les vieillards, les
riches & les pauvres, les mâles & les femelles, la
ſupportent tous ; les femmes groſſes qui n'y ſont
pas habituées, ſont les ſeules auſquelles on n'applique point ce reméde. On fait uſage de cette eſpéce
de véſicatoire pour ſe préſerver ou pour guérir de
quelque maladie, quoique les Médecins préferent
qu'on y ait plutôt recours pour en préſerver &
qu'ils le faſſent appliquer aux perſonnes en ſanté

par préference à celles qui font malades : la matiere médicale nous fournit, difent-ils, de quoi guérir les maladies préfentes, & ce véficatoire de quoi les prévenir. Les habitans du fond de ces pays qui ont foin de leur fanté, fe font brûler tous les fix mois. Cette coutume eft fi religieufement obfervée, qu'il eft même permis à ceux qui font condamnés à une prifon perpétuelle, d'en faire ufage. Lorfqu'on s'en fert comme d'un reméde préfervatif, on n'employe que peu de petits bourdonets ; mais lorfqu'il s'agit de guérir, on en confomme de plus gros & en plus grand nombre. Voyez fur tout ce qui peut concerner la préparation du moxa, la maniere de s'en fervir, &c. *Kempfer*, les *Mifcellanea* des curieux de la nature, *Blanckard* & *Tempel*, traité du moxa.

CHAPITRE XIV.

Des fleurs de Muguet, de Tilleul & de Prime-vere.

§. I.

LE *Muguet* croît plus volontiers dans les pays froids que dans les pays chauds, auffi le trouve-t'on en grande abondance en Allemagne & dans les pays plus ou moins feptentrionaux. Il fe plaît dans les vallées, les bois taillis, & les autres lieux un peu humides & à l'ombre ; il fuit les lieux élevés & trop fecs. Les fleurs dont on fait principalement ufage en médecine, font ordinairement blanches & plus rarement pourprées. Elles jettent, sur tout lorsqu'on en forme des bouquets, une odeur fort pénétrante & très-agréable, balsamique & susceptible d'expansion ; aussi troublent-elles un peu la tête si on les approche souvent & en assez grande quantité des narines, & elles causent facilement une céphalalgie légere, sur tout aux personnes pléthoriques & cholériques. Cette odeur se dissipe néanmoins fort vite ; elle diminue beaucoup une fois que les fleurs sont un peu séches ou qu'elles sont fanées, & enfin elle disparoit. Lorsque desséchées on les réduit en poudre pour prendre par les narines, elle excite une démangeaison vive qui est suivie d'un éternuement fort & même d'hémorragie des narines dans les personnes pléthoriques.

§. II.

Outre le principe huileux-spiritueux-odorant-balsamique très-tendre & fort fugitif de ces fleurs, elles renferment aussi un principe subtil salin-aigrelet & une substance fixe fort active, tant résineuse que gommeuse. Le principe balsamique qui s'éleve dans une distillation douce avec l'eau simple & l'esprit de vin, se fait assez sentir par son odeur & par l'agréable qu'il communique aux deux liqueurs qui lui servent de véhicule ; l'huile étherée substantielle, dont il entre une très-petite quantité dans la composition de ces fleurs, ne prend pas une confiſtance & une forme ſous laquelle on la puiſſe voir, à moins qu'on ne faſſe diſtiller une grande quantité de fleurs à la fois. On ſépare très-difficilement le ſel ſubtil eſſentiel aigrelet des autres parties, parce qu'il eſt fort enfoncé & très-embarraſſé dans la ſubſtance fixe gommeuſe-réſineuſe : on peut néanmoins le faire voir en faiſant infuſer & digérer ſéparément pendant quelques heures les fleurs dans de l'eau ſimple ou de l'eſprit de vin, puis en verſant ſur les diſſolutions filtrées une ſuffiſante quantité d'une liqueur alkaline, telle qu'une ſolution de ſel de tartre ou de cendres gravelées. En effet, on voit tomber inſenſiblement au fond de ces ſolutions de petits grains de ſel, d'un goût nitreux ſalin & qui prennent auſſi une forme cryſtalline, ſi on décante la liqueur qui ſurnage, qu'on faſſe ſécher doucement le dépôt qui s'eſt fait au fond, qu'ainſi deſſéché on le faſſe de nouveau diſſoudre dans de l'eau ſimple, & qu'après l'avoir filtrée on la faſſe évaporer lentement, juſqu'à ce qu'elle ſoit en quelque façon ſéche. Si au contraire on verſe des acides ſur ces mêmes ſolutions, il ne ſe forme point de ſel moyen comme dans l'expérience ci-deſſus, il ne ſe fait aucune précipitation ; mais l'infuſion aqueuſe conſerve ſa premiere tranſparence, & la ſpiritueuſe ſe trouble un peu, à cauſe du mêlange du phlegme avec l'acide. La démangeaiſon que cauſe cette poudre priſe par les narines, doit en grande partie s'attribuer à fes particules aigrelettes difperfées dans toute la maffe réfineufe-gommeufe, & plus ou moins temperées par la portion huileufe-inflammable.

Je n'ai pû découvrir le fel effentiel vitriolique-ammoniacal uni avec beaucoup d'huile âcre & épaif-fe, que M. *Geoffroy* attribue à ces fleurs. Cependant il a reconnu dans plufieurs fimples ces principes finguliers, que je regarde comme les produits d'un feu fec & violent, & que j'ofe traiter d'imaginaires. En effet, qui a jamais trouvé & pû faire voir dans l'avoine un fel ammoniacal enveloppé dans beau-coup d'huile, un fel urineux volatil dans les féves, dans la fumeterre un fel effentiel ammoniacal uni avec quelque portion de fel de glauber & beaucoup de fouffre, dans l'herbe & la racine de chicorée un fel effentiel falé vitriolique-ammoniacal enve-loppé de beaucoup de fouffre, dans l'armoife un fel ammoniacal effentiel uni à une grande quantité de fouffre groffier & de terre, dans la racine de pied de veau un fel effentiel femblable au fel am-moniacal foulé d'efprit de nitre mêlé avec une huile épaiffe & un fuc vifqueux & mucilagineux, dans la racine d'ellébore blanc un fel alkali, &c.

§. III.

Les principes fubtils huileux - inflammables & aigrelets falins, dont nous venons de parler, ont leur mérite; je penfe néanmoins qu'ils en cédent un peu par leur activité, aux réfineux fixes & aux gommeux; les infufions & les extraits aqueux & fpiritueux, font une preuve de ce que j'avance. En effet, la premiere infufion aqueufe fauve eft d'une odeur douce & balfamique gracieufe, d'un goût amer & un peu âcre. L'extrait en eft fauve, tirant fur le noir, d'une odeur balfamique qui n'eft plus fi gracieufe, d'un goût amer tout-à-fait fingulier. La premiere teinture fpiritueufe qui eft de couleur d'or, a le même goût amer, mais l'âcreté eft plus forte; l'extrait au contraire qui eft d'une couleur jaune un peu fauve, & d'une odeur gracieufe comme du miel & de la cire, a un peu moins d'âcreté & un peu plus d'amertume. Il y a donc tout lieu de foupçonner que plufieurs parties falines volatiles aigrelettes qui font la caufe principale de l'âcreté, fe font évaporées. L'un & l'autre extrait reffemblent à l'aloës hépatique, non feulement par fon âcreté, mais encore par fa vertu; & fi on les fait prendre en un péu plus grande quantité, c'eft-à-dire, depuis un fcrupule jufqu'à un demi-gros, ils détergent vivement, ils excitent & lâchent le ventre.

§. IV.

Les vertus médicinales des fleurs de muguet, font en partie difcuffives, nervines & céphaliques; en partie ftimulantes, déterfives, laxatives, apéritives & diurétiques. Les premieres dépendent du principe huileux-inflammable balfamique, les dernieres

d'un sel aigrelet & d'une substance fixe gommeuse-
résineuse fort amere. Il n'est donc pas indifferent
de les prendre sous une forme plutôt que sous une
autre , & il faut toujours les préparer de maniere
qu'elles puissent plus sûrement satisfaire aux vûes
qu'on se propose. C'est pourquoi s'il s'agit de dis-
cuter & de fortifier dans le vertige , l'apopléxie , les
affections soporeuses , l'épilepsie , la mélancholie ,
la foiblesse de mémoire , la lipothymie , la paralysie , la palpitation de cœur & les autres maladies du
cerveau & des nerfs ; il vaut beaucoup mieux se
servir des eaux distillées , tirées en une ou en plusieurs fois des fleurs fraiches , parce que ces eaux
sont fort remplies d'un principe huileux-spiritueux-
balsamique très-tendre ; mais s'il étoit question de
maladies chroniques , comme l'asthme , la passion
hypochondriaque , la cachéxie , le scorbut , la fiévre
quarte , &c. , dans lesquelles il convient d'aiguil-
lonner un peu les solides languissans , de relâcher
doucement le ventre , d'atténuer & de déterger les
impuretés muqueuses , de resserrer les vaisseaux
obstrués , de provoquer la sueur ; il est à propos
dans ces cas de prescrire des décoctions & des infusions aqueuses & vineuses , des extraits qu'on
ajoûte aux pilulles & aux électuaires , ou que l'on
dissout dans un véhicule convenable. On les fait
entrer pour l'usage extérieur dans les poudres
errhines & très-souvent dans les ptarmiques , & on

se sert avec beaucoup de succès de l'esprit dont nous venons de parler, pour l'appliquer sur les parties meurtries, convulsées ou paralysées.

§. V.

Les fleurs de *Tilleul* cadrent en partie avec les fleurs de muguet par rapport à leur principe volatil odorant balsamique ; mais elles en different beaucoup eu égard aux élémens fixes. En effet, la substance que l'eau simple tire par le moyen d'une douce digestion, est assez épaisse & mucilagineuse, se trouve d'une odeur foible balsamique, d'un goût simplement herbacé - mucilagineux, sans amertume ni âcreté, tant qu'elle est fluide, mais d'un goût herbacé-mucilagineux un peu salé, lorsqu'elle est parfaitement épaissie. La portion la plus résineuse qui se tire par le moyen de l'esprit de vin, est bien plus puissante après l'évaporation, répond néanmoins un peu par ses propriétés au premier extrait spiritueux fort amer & fort âcre du muguet, tandis que d'un autre côté elle a un goût assez austere astringent & fort médiocrement amer.

§. VI.

Les fleurs un peu fraiches infusées dans le vin, agissent dans le corps en partie en discutant, en remuant & en fortifiant ; en partie en épaississant, en émoussant & en resserrant un peu. Si on use de l'infusion à l'eau, ou de leur eau distillée & de l'esprit qu'on en tire, l'infusion n'agit que par ses vertus épaississantes & adoucissantes , & les autres préparations par leurs discussives , leurs nervines céphaliques & hypnotiques foibles. Je n'ai rien à ajoûter de plus particulier sur les vertus de ces fleurs , leurs vertus générales & leur differente maniere d'opérer, en faisant assez connoître l'étendue à ceux qui sont au fait de la pathologie.

§. VII.

Les fleurs de *Prime-vere* ont assez de rapport à celles de tilleul par leur nature & par leurs forces, si ce n'est que leur substance fixe n'est pas si mucilagineuse, que le principe volatil odorant est plus foible & moins expansif, & n'a par conséquent point de vertu hypnotique. On fait ordinairement prendre l'eau distillée , & on use des fleurs en infusion dans du vin pour fortifier.

CHAPITRE XV.

Des fleurs de Pivoine mâle, d'Œillet & de Roset.

§. I.

LEs *fleurs de Pivoine* mâle , de la racine de laquelle j'ai parlé ci-devant , sont d'un rouge foncé, brillantes, d'un goût médiocrement amer astringent , d'une odeur balsamique gracieuse. Desséchées, elles perdent insensiblement leur odeur, si bien qu'elles ne sentent plus rien, même lorsqu'on a le nez dessus ; c'est pourquoi on ne doit

faire aucune attention singuliere à leur principe
spiritueux-inflammable le plus tendre & le plus
fugitif, & on doit presqu'uniquement s'attacher à
leur substance fixe résineuse & gommeuse.

§. I I.

La substance gommeuse entre en plus grande
quantité dans la composition de ce mixte que la
résineuse, & elle est aussi un peu plus puissante eu
égard aux vertus. Une once de fleur fournit environ
deux gros & quelques grains du premier extrait
aqueux, & presque quatre scrupules du premier
extrait spiritueux. Ce dernier est d'une couleur
rouge fort agréable aux yeux, d'une odeur balsamique gracieuse quoique foible, d'une saveur
austere, astringente, presqu'aussi douce que du
sucre sur la fin. L'extrait aqueux est d'un rouge
noirâtre & d'une odeur gracieuse aux narines,
mêlé de même d'un peu de doucinâtre & d'amer.
Les infusions different peu des extraits, si ce n'est
que la couleur en est plus détrempée & la saveur
plus foible.

§. I I I.

Ces fleurs sont au nombre des astringens & des
nervins, & sont sur tout d'usage dans la paralysie,
l'épilepsie idiopathique, la palpitation de cœur, la
cachéxie, les hernies, les ulceres, les playes, les
hémorrhagies, la diabete, la gonorrhée-bénigne
& les autres écoulemens séreux, s'il est à propos

dans ces cas de se servir de stiptiques. Lorsqu'elles font fraiches & par conséquent encore remplies d'un principe odorant & en quelque façon vaporeux , elles ont aussi quelque vertu anodine , doucement discussive , & une plus grande vertu antispasmodique & nervine. On les fait prendre intérieurement en décoction & en infusion aqueuse ou vineuse , depuis un gros jusqu'à deux. On peut les faire entrer pour s'en servir extérieurement dans les décoctions stiptiques , fortifiantes & vulnéraires.

§. IV.

Les *fleurs d'Œillet* ont une odeur plus gracieuse que celles de pivoine, & une saveur bien plus foible & astringente mêlée d'une amertume fort légere. Le principe spiritueux odorant est très-tendre & fort fugitif , il se conserve néanmoins plus long-tems dans la fleur même desséchée que dans les fleurs de pivoine ; c'est là pourquoi il paroît aussi approcher plus du caractere huileux. On peut donc soupçonner que si on employoit une plus grande quantité de fleurs fraiches dans la distillation humide , elle rendroit peut-être un peu d'huile substantielle ; cependant ce n'est que par soupçon que j'en parle, car je n'en ai pas tiré la plus petite parcelle d'une livre entiere , & l'eau qui en est sortie avoit simplement une odeur aromatique pénétrante. La substance fixe résineuse & gommeuse mérite

plus d'attention tant par rapport à la quantité qu'à
fa qualité : en effet, l'extrait aqueux que fournit
une once de fleurs, pefe ordinairement deux gros
& quelques grains, eft de couleur de pourpre,
d'une odeur balfamique foible, d'un goût auftere
tirant fur le falé & fur l'amer ; il eft néanmoins en
plus petite quantité & il pefe environ quatre fcrupules. On fent conftamment pendant l'évaporation douce de l'une & l'autre infufion, une odeur
d'œillet, d'où il eft manifefte que la fubftance fixe
renferme encore profondément plufieurs particules
volatiles, quoique les fleurs n'ayent plus d'o-
deur fenfible ; par conféquent les infufions concentrées ont beaucoup plus de vertus que les
extraits.

§. V.

Les *fleurs de Rofes rouges* ou de *Rofes de Provins*
ont affez de rapport à celles d'œillet & de pivoine ;
elles ont néanmoins plus de principe huileux volatil odorant. L'huile effentielle eft d'une nature
tout-à-fait finguliere : on n'en tire qu'une demi-
once ou au plus fix gros de cent livres, fi les fleurs
font bien conditionnées & d'une odeur bien pénétrante ; elle nage en forme d'écailles ou de petites
croutes grifes blanchâtres après la diftillation, &
enfin paroît fous la forme d'huile jaunâtre-fluide,
lorfqu'on enleve avec foin ces écailles & qu'après
les avoir réunies dans un vafe on les fait fondre à

une douce chaleur ; non feulement cette huile perd
bientôt cette fluidité dans un lieu un peu frais,
mais encore elle fe coagule promptement en une
maffe ferme, blanche, fort femblable à du beurre
ou à du fuif ; c'eft là pourquoi on eft obligé de
tenir pendant un peu de tems la bouteille dans laquelle elle eft dans un lieu chaud, ou de l'échauffer avec les mains toutes les fois que l'on veut re-
donner à cette huile fa fluidité & fa couleur un peu
jaune. Du refte, elle répand une odeur fort fuave,
& une feule gouttelette réfoute en vapeurs par la
chaleur, peut remplir une chambre entiere d'une
odeur gracieufe de rofes. La fubftance fixe gommeufe eft noirâtre, lorfqu'elle eft épaiffie, d'une
odeur foible fpécifique, d'une faveur auftere tirant
fur le falé un peu amer & balfamique. La portion
la plus réfineufe que l'on extrait d'abord avec
l'efprit de vin le mieux rectifié, eft d'une couleur
jaune-brunâtre tirant fur le rouge & d'une faveur
auftere plus forte, mêlée d'un peu d'amertume. La
teinture liquide fent peu dans fon principe, exhale
en s'évaporant, & fur tout fur la fin, une odeur
finguliere nauféeufe, prefque femblable à celle de
l'aloës hépatique.

§. V I.

Il y a une grande analogie entre les fleurs d'œillet
& celles de rofes par rapport à leur maniere d'agir
& à leur force. Elles difcutent en effet doucement,

détergent, resserrent & fortifient. Les roses sont néanmoins plus détersives & astringentes que les fleurs d'œillet. Je ne m'arrêterai pas ici à l'énumération de leurs vertus spéciales qui les rendent spécifiques dans differentes maladies, parce qu'elles ont beaucoup de rapport en ce cas avec les fleurs de pivoine. On en fait très-souvent prendre les syrops & les conserves, & on fait user avec succès des fleurs infusées dans du vin ou du vinaigre. Les roses blanches cadrent en grande partie avec les rouges, si ce n'est qu'elles sont un peu plus laxatives.

CHAPITRE XVI.

Des fleurs de pied d'Alouette, de Bourrache & de Bluet.

§. I.

LES *fleurs de pied d'Alouette* sont bleues, d'une saveur un peu amere, d'une odeur balsamique assez gracieuse, sur tout lorsqu'elles sont un peu écrasées. La plante vient naturellement dans les bleds ; c'est là pourquoi *Tournefort* l'a appellée *Delphinium segetum.*

§. II.

Leurs principes actifs, sur tout les fixes gommeux-résineux sont plus puissans qu'on ne le croit vulgairement. Les analyses chymiques confirment ce que j'avance ; car l'extrait aqueux d'un fauve-noirâtre, sent le pain d'épice & se trouve d'un goût mucilagineux amer. Le premier extrait spiritueux violet-noirâtre a aussi la même odeur & le même goût balsamique amer ; il est néanmoins plus fortifiant, & on en tire environ un gros & deux scrupules d'une once de fleurs. L'extrait aqueux est plus détersif, & il en sort plus de trois gros de la même quantité de fleurs. Les infusions liquides different peu ; nous devons cependant observer que le menstrue aqueux, ni le spiritueux ne sont teints en bleu, mais que l'aqueux est d'un rougeâtre-fauve, & le spiritueux d'un jaune-verdâtre.

§. III.

Ces fleurs sont regardées à juste titre comme résolutives, détersives, astringentes, doucement discussives, fortifiantes & diurétiques ; c'est là pourquoi on peut s'en servir intérieurement avec succès en décoction avec de l'eau ou du vin, dans l'obstruction des visceres, la cachéxie ictérique, le sang grumelé, les ulceres, les playes, la nephrétique pituiteuse & le calcul même, &c. On les fait entrer pour l'usage extérieur dans les décoctions traumatiques ; on les pile & on en fait avec du miel un emplâtre, qui est très-bon pour les contusions.

§. IV.

Les *fleurs de Bluet* naissent dans les bleds comme celles de pied d'alouette. Il y en a de differentes couleurs,

couleurs, de bleues, de blanches, de pourprées,
&c.; on s'attache ordinairement aux bleues que
l'on croit meilleures que toutes les autres, sans en
pouvoir trop donner de raisons solides. En effet,
ces fleurs changent facilement de couleur, & le
même endroit qui en pousse de bleues une année,
en pousse de pourprées l'année suivante, & au
contraire, &c.; elles ont une odeur fort foible, &
leur goût ne mérite aucune considération singuliere.

§. V.

Leur principe volatil est si peu de chose, qu'on
doit, je pense, le compter pour rien, & le peu de
vertus que ces fleurs peuvent avoir, dépend uniquement de leur substance fixe gommeuse-résineuse. Le premier extrait aqueux est d'une couleur
rouge-fauve tirant sur le noir, d'une odeur foible
balsamique disgracieuse, d'un goût salé rafraichissant, analogue à celui du nitre, & en même tems
un peu austere. La masse la plus résineuse que l'on
tire avec l'esprit de vin & que l'on fait ensuite
épaissir, est de couleur de pourpre, d'une odeur
foible, mais balsamique assez gracieuse, d'un goût
doucinâtre dans son principe, puis un peu salé &
légérement austere. Les extraits ne sont pas si considérables que ceux de fleurs de pied d'alouette; le
gommeux pese néanmoins plus que le résineux &
va presqu'à deux gros. Il est à propos d'observer

que les infufions n'ont jamais cette couleur bleue
très-agréable des fleurs, mais que l'aqueufe eft un
peu fauve tirant fur le jaunâtre & le rougeâtre ; la
fpiritueufe d'un jaunâtre-rougeâtre.

§. VI.

Je n'oferois prefque attribuer d'autres vertus à
ces fleurs, que de douces vertus déterfives, rafraichiffantes, un peu aftringentes & diurétiques ; & je
doute avec raifon que leur infufion aqueufe &
vineufe foit auffi bonne que le prétendent differens
Auteurs, contre l'ictere, l'hydropifie, le calcul,
les obftructions des régles, la gale, le fang grumelé & autres femblables maladies qui exigent de
plus puiffans remedes pour leur guérifon. Je ne
difconviens pas que ce reméde ne puiffe produire
un bon effet dans ces maladies, mais je ne penfe
pas que cet effet puiffe être fenfible fi on employe
ces fleurs feules. On les applique extérieurement
toutes fraiches & pilées, fur les parties gorgées de
fang, & on en fait très-communément entrer l'eau
diftillée, qui n'a que très-peu ou point du tout de
parties balfamiques, dans les collyres rafraichiffans.

§. VII.

Les *fleurs de Bourache*, tant blanches que bleues,
cadrent en quelque façon avec les fleurs de bluet
par leur caractere & leur vertu ; c'eft pourquoi je
crois qu'il feroit inutile d'entrer ici dans un grand
détail fur ces fleurs. Je ne dirai pas non plus beau-

coup de chofes de la vertu cardiaque admirable
que quelques-uns attribuent à ces fleurs, fur tout
aux bleues, parce qu'elle eft imaginaire, & n'eft
en aucune façon fondée fur leurs principes natu-
rels, qui certainement font doucinâtres & affez
inerts. On fait ordinairement ufage de la conferve
& du fyrop, ou des fleurs même en infufion dans
du vin ou du vinaigre. Quoique l'eau diftillée foit
en grande réputation, elle ne contient cependant
aucune fubftance active, & à peine differe-t-elle de
l'eau fimple.

CHAPITRE XVII.

Du Guy.

§. I.

LE *Guy* eft une plante finguliere, parafite, en
arbriffeau, & toujours verte. Il pouffe çà & là,
& fur tout en Moravie, en Bohême, en Auftrie,
en Pruffe, en Weftphalie, dans la Saxe & la Thu-
ringe, fur les branches des plus vieux chênes, des
tilleuls, des coudriers, des poiriers & des pomiers
fauvages; tire en partie fon aliment de l'air, en
partie de l'arbre auquel il eft attaché. Les branches
inférieures ou les queues font ordinairement de la
groffeur du doigt, dures, ligneufes, compactes,
d'une couleur grife fauve en dehors, ou d'un gris
noirâtre, ou d'un fauve-rougeâtre, d'un blanc

jaunâtre en dedans. Les rameaux supérieurs & les latéraux diminuent de plus en plus de grosseur en perdant de leur tissure ligneuse ; la couleur de l'écorce devient purement jaune , quelquefois aussi d'un jaune-verdâtre, ou d'un jaune-ferrugineux plus détrempé. Les feuilles sont deux à deux , opposées, oblongues, remplies de veines dures, d'une couleur jaune-verdâtre. Les fleurs sont monopétales, peluformes , divisées en quatre & parsemées de verrues, comme d'autant de pointes qui répandent une poussiere. A ces fleurs succédent des bayes arrondies , molles , blanches ou jaunâtres-blanchâtres , remplies d'une matiere glutineuse , qui renferment une semence platte & en forme de cœur. Les branches & les feuilles n'ont ni saveur , ni odeur sensible , & les bayes même avec lesquelles se fait la préparation si connue du guy , n'ont qu'une saveur inerte mucilagineuse.

§. I I.

On croit vulgairement que ce sont les grives , les pigeons ramiers & les autres oiseaux qui se nourrissent de ces bayes, qui en rendent les semences , après que la pulpe en est digerée , avec leurs excrémens ; & que lorsqu'il arrive par hazard que ces semences tombent dans les fentes de l'écorce des arbres sur lesquels le guy pousse, gonflées déja qu'elles sont , & plus ou moins remplies d'une matiere ligneuse terreuse à demi corrompue dans

laquelle la plante peut pouffer fes premieres racines , on voit alors croître le guy fur les arbres dont
nous avons parlé ci-devant. C'eft bien là un des
moyens de propagation de cette plante dont *Pline*
a parlé depuis long-tems , & il eft conftant qu'il a
lieu ; ce n'eft cependant pas là le feul , les Botaniftes & d'autres curieux ayant obfervé que les
bayes entieres , qui n'ont par conféquent pas été
digerées par les oifeaux , portées par les vents fur
d'autres arbres ou plantées par inoculation dans les
fentes de l'écorce , peuvent de même fe vivifier &
produire cette plante.

§. I I I.

Le guy de chêne cueilli fur tout en hyver par un
tems fec & froid , tems dans lequel il eft plus en
vigueur, & bien defféché, paffe ordinairement pour
le meilleur ; mais je doute avec raifon fi cette prérogative eft bien fondée , & je fuis très-certain par
les analyfes que j'ai faites, qu'il n'y a aucune difference entre les groffes racines les plus ligneufes , les
branches les plus tendres , & les feuilles. Je vais
d'abord rapporter ce que j'ai obfervé fur les branches les plus groffes & les queues du guy de chêne ,
qui eft le feul fur lequel j'aye fait des recherches
chymiques plus exactes. La premiere infufion
aqueufe étoit un peu fauve-rougeâtre, d'une odeur
naufëeufe , molle & comme un peu balfamique ,
d'un goût affez inert & d'un difgracieux fpécifique.

L'extrait étoit de même un peu fauve-rougeâtre ; avoit, par son odeur foible, quelque rapport avec les pruneaux grillés, & se trouva d'un goût salé, & très-médiocrement mêlé d'un peu amer & de légérement astringent. La premiere teinture spiritueuse d'un jaune foncé, ne sentoit presque que le menstrue, & n'avoit qu'une saveur foible balsamique un peu austere. Elle jettoit pendant son évaporation une odeur balsamique singuliere &, pour ainsi dire, fort lâche, qui se fit aussi sentir, quoiqu'un peu plus foiblement, dans l'extrait. L'extrait étoit d'un jaune-rougeâtre, d'un goût assez austere & en même tems nauséeux, d'une maniere tout-à-fait singuliere. Toutes ces expériences faites sur les grosses branches, je fis les mêmes sur les branches les plus tendres & sur les feuilles. Voici ce que j'observai. La premiere infusion aqueuse étoit d'un brun-rougeâtre & simplement de couleur d'or en la versant, d'une odeur foible nauséeuse & d'une saveur un peu amere. L'extrait avoit beaucoup de rapport avec l'infusion, si ce n'est qu'il étoit d'une couleur fauve foncée, d'une saveur un peu amere mêlée de je ne sçai quoi de salé. La premiere teinture spiritueuse s'est trouvée d'une couleur verdâtre-jaune tirant sur le fauve, & presqu'uniquement du goût & de l'odeur du menstrue & simplement un peu balsamique. L'extrait étoit d'un verdâtre-noirâtre, d'une odeur balsamique disgra-

cieufe , d'une faveur amere & très - doucement
aftringente fur la fin. Une once de guy a fourni
deux gros & huit grains du premier extrait aqueux,
un gros & prefque deux fcrupules du premier extrait fpiritueux.

§. I V.

Les branches les plus épaiffes comme les plus
tendres , ni les feuilles , ne laiffent voir dans la diftillation humide qu'on en fait aucun veftige d'huile
effentielle. L'eau qu'on en retire eft fimplement
d'une odeur nauféeufe ; mais fi on les fait diftiller à
fec dans une retorte au bain de fable , néanmoins à
un feu moderé qu'on augmente peu à peu , il en
fort une liqueur aigrelette que fuit quelque portion
d'huile empyreumatique. Nous devons cependant
avertir que les queues les plus épaiffes rendent une
plus grande quantité de la liqueur acide que les
rameaux tendres & les feuilles. Ces analyfes & les
précédentes nous font voir que le guy de chêne ne
renferme aucunes autres particules volatiles actives,
qu'une douce & molle chaleur puiffe en détacher
qu'une très-petite quantité de particules balfamiques très-tendres ; par conféquent que leur action
& leur vertu dépendent principalement de leurs
principes fixes gommeux-réfineux , déterfifs, fortifians & plus ou moins aftringens , falés , un peu
amers & aufteres dans les groffes branches , falés ,
un peu aufteres & amers dans les branches plus

tendres, de maniere cependant que le principe réfineux l'emporte de beaucoup fur le gommeux par fon activité.

§. V.

M. *Dieteric. Weffel-Linden* prétend que le guy eft en grande partie compofé d'un acide mucilagineux mêlé d'une grande quantité de parties terreufes, penfe que c'eft de là qu'on doit uniquement déduire les vertus de cette plante, met même dans un autre endroit l'huile effentielle au nombre des principes conftitutifs de ce végétal, & il afûre qu'en s'y prenant comme il faut, c'eft-à-dire, qu'en faifant macérer pendant un peu de tems le guy dans l'eau falée, on peut l'en tirer, quoiqu'en petite quantité, fous la forme & la confiftance d'huile ordinaire. Je nie tout net ce qu'il avance de l'acide, & je doute encore très-fort de ce qu'il dit fur cette huile. En effet, les bayes renferment à la vérité une très-grande quantité de mucilage épais, mais on ne peut en faire voir dans les feuilles ni dans les branches ; d'ailleurs les particules acides que l'on fait fortir par la diftillation à fec de la fubftance fixe gommeufe-réfineufe, ne fe féparent jamais entierement par le moyen de la douce chaleur de la diftillation humide, telle qu'eft celle de l'eftomac des animaux, parce qu'elles font trop profondément embarraffées & trop intimement unies à cette fubftance, & elles entrent même en très-grande partie dans la compofition de la réfine de cette plante. Enfin j'ai d'autant plus lieu de douter de l'huile effentielle de ce mixte, qu'il n'en fortit pas la goutte dans la diftillation humide que j'en fis avec deux onces de guy.

§. VI.

Les vertus divines & admirables qu'on attribuoit à cette plante, la firent eftimer beaucoup, dès les tems même les plus reculés, des Druides, des Médecins & d'autres perfonnes ; fa réputation fe foutint pendant plufieurs fiécles, jufqu'à ce qu'enfin elle commença à fe décréditer un peu chez les Modernes. J'avoue même que m'étant apperçu depuis quelques années que toutes les parties du guy étoient prefqu'infipides & fans odeur, à peine l'avois-je mis au nombre des médicamens actifs ; mais depuis que M. *Colbatch* a taché de confirmer par de nouveaux exemples de pratique la vertu finguliere anti-épileptique de ce fimple, dans fa Differtation que *Lindenius* a traduit de l'anglois en allemand, mon attention s'eft éveillée fur cette plante ; je l'ai diftillée, j'en ai fait des extraits pour en connoître plus exactement la nature, & j'ai depuis été obligé de convenir des vertus de cette plante dans les tranchées qu'éprouvent les enfans, dans l'afthme convulfif, la danfe de S. Vitus, l'épilepfie & les autres convulfions. On en prépare des poudres, des bols & des électuaires, & on la

fait auſſi prendre commodément en décoction dans
de l'eau ou du vin. On en fait prendre aux enfans
ſuivant leur âge , depuis un ſcrupule juſqu'à un
demi-gros, & aux adultes depuis un ſcrupule juſqu'à
un gros & plus. Pour en rendre l'effet plus sûr & plus
efficace , on y ajoûte differens mixtes appropriés ,
par exemple , de l'aſſa-fœtida , du galbanum , de
la racine de pivoine , de la cochenille , des grains
de kermès , &c. ; outre cela , avant que d'en faire
uſage , on fait précéder les laxatifs & la ſaignée , à
moins que l'âge trop tendre n'empêche de nétoyer
les premieres voyes & de diminuer la quantité du
ſang.

Nous ne pouvons taire ici , c'eſt *Pline* qui parle , l'admiration que cette plante s'attira dans les
Gaules. Les Druides , dit-il , n'ont rien de plus
ſacré que le guy & l'arbre ſur lequel il vient (le
robe). Il ſe font faits de cet arbre des bois ſacrés ;
ils ne font même aucun ſacrifice qu'avec cet arbre ,
& le nom de *Druides* paroît par l'étymologie grec-
que en avoir été tiré. Quelque choſe qui puiſſe
pouſſer ſur le robe, ils la regardent comme envoyée
du Ciel & comme un ſigne du choix que Dieu a
fait de cet arbre. Il eſt difficile à trouver, & lorſqu'on
l'a découvert, on s'y rend en grande dévotion ; on
ne l'emporte cependant pas avant le ſixiéme jour de
la Lune , qui tomboit alors au commencement du
mois , des années & des ſiécles , au bout de trente

ans, parce qu'il étoit alors dans toute sa vigueur. C'est sous cet arbre, qu'ils appellent le reméde à tous les maux, que se préparent les sacrifices & les festins convenables, & où l'on amene deux taureaux blancs qu'on arrête d'abord par les cornes. Tout cela étant fait, le Prêtre habillé en blanc monte sur l'arbre, & une serpette d'or à la main, cueille les grains de guy que l'on reçoit dans un drap fort blanc, puis on immole les victimes en priant Dieu qu'il rende salutaire le don qu'il fait. Les Druides pensent que c'est un reméde contre la stérilité que d'en user en boisson, & contre tous les poisons; tant il est vrai que la religion des peuples ne tient souvent qu'à des choses frivoles.

CHAPITRE XVIII.

Du Quinquina.

§. I.

LE *Quinquina*, l'écorce du Pérou, &c., est une écorce séche, d'une grosseur médiocre, raboteuse en dehors, un peu blanchâtre, & assez ordinairement couverte çà & là de mousse, intérieurement un peu fauve tirant sur le jaune & le rougeâtre, ou ferrugineux comme la canelle, d'une odeur foible, de moisi aromatique, d'une saveur amere & médiocrement austere astringente.

Ceux qui dans les premiers tems débiterent de

cette écorce, la vendirent fort cher, & ordinairement en poudre, pour en mieux déguiser la nature
& l'origine ; c'eſt ce qui fait qu'elle porta d'abord
plutôt le nom de poudre que d'écorce.

§. II.

On appelle vulgairement *Gannaperis* ou *Gan-*
naperide l'arbre duquel on tire cette écorce, & il
croît dans le Pérou près de Loxa, Ville de la Province de Quito. Il ſe plaît dans les montagnes ; il
n'eſt gueres plus haut qu'un prunier & diviſé en
un grand nombre de branches. La racine eſt petite,
& les feuilles, ſelon la deſcription qu'en a donné
M. *Geoffroi* dans les Mémoires de l'Académie
royale des Sciences, ſont ſimples, oppoſées,
ovales-oblongues, pointues en devant, entieres, à
queue, longues de trois pouces, larges de deux,
aſſez épaiſſes, traverſées dans leur milieu d'une
côte, d'où partent des nervures latérales qui viennent ſucceſſivement ſe terminer ſur les bords.
Chaque rameau du ſommet de l'arbre finit par un
ou pluſieurs bouquets de fleurs, qui reſſemblent,
avant que d'être écloſes, par leur figure & leur
couleur bleue cendrée, à celle de la lavande ; le
pédicule commun qui ſoutient un des bouquets,
naît des aiſſelles des feuilles & ſe diviſe en pluſieurs
pédicules plus petits, qui ſe terminent par un calice
découpé en cinq parties & chargé d'une fleur d'une
ſeule piéce de la même grandeur & de la même

forme à peu près que la fleur de jacinte. C'eſt un tuyau long de ſept à neuf lignes, évaſé en roſette, taillé en cinq & quelquefois en ſix quartiers : ceux-ci ſont intérieurement d'un beau rouge de carmin, vif & foncé au milieu, & plus pâle vers les bords ; & leur contour ſe termine par un liſeré blanc en dents de ſcie, qu'on n'apperçoit qu'en y regardant de près. Du fond du tuyau ſort un piſtile blanc, chargé d'une tête verte & oblongue, qui s'éleve au niveau des quartiers, & eſt entouré de cinq éta-mines qui ſoutiennent des ſommets d'un jaune-pâle & demeurent cachées au-dedans : ce tuyau eſt par dehors d'un rouge-ſale & couvert d'un duvet blanchâtre. L'embryon ſe change en une capſule de la figure d'une olive, qui s'ouvre de bas en haut en deux demi-coques ſéparées par une cloiſon & doublées d'une pellicule jaunâtre, liſſe & mince, d'où il s'échape preſqu'auſſi - tôt des ſemences rouſsâtres, applaties & comme feuilletées. Les panneaux en ſe ſéchant deviennent plus courts & plus larges.

§. III.

Cette écorce eſt plus ou moins bonne ſuivant l'endroit d'où elle vient, & on regarde comme la meilleure celle qu'on tire des arbres qui pouſſent dans le milieu de la partie déclive des montagnes, comme médiocre celle que fourniſſent les arbres qui s'élevent ſur le ſommet, enfin comme la plus vile de toutes les espéces celle qui provient des arbres qui croissent dans le pied des montagnes : mais si on a égard aux propriétés sensibles, celle qui est roussâtre ou rougeâtre, ou de la couleur de la canelle, d'une saveur aromatique amere qui n'est point disgracieuse, d'une odeur comme de moisi, friable sous les dents quand on l'y porte, qui n'est ni visqueuse, ni glutineuse, ni insipide, ni falsifiée, ni teinte de suc d'aloës, &c., passe pour la meilleure.

§. IV.

Les Gentils qui habitoient le Pérou bien avant l'arrivée de *Christophe Colomb*, s'étoient très-fréquemment servis de cette écorce pour guérir des fiévres & d'autres maladies, & la cacherent autrefois aux Espagnols par la haine qu'ils leur portoient ; c'est là pourquoi elle ne fut d'abord connue en Europe qu'en 1640, & prit de plus en plus crédit dans la suite, sur tout en 1649 & 1650. Voici comme *Richard Morton* nous apprend que ce grand febrifuge fut d'abord connu des Espagnols & ensuite des autres Européens. Il arriva, dit-il, qu'à Lima, Capitale du Pérou, la femme du Vice-Roi, c'étoit alors le *Comte del Cinchon*, fut attaquée d'une fiévre tierce violente très-dangereuse, qui est comme une maladie épidémique dans ces endroits ; elle étoit si mal, qu'on crut qu'elle en mourroit. Le bruit s'en répandit bientôt par la

Ville , comme c'eſt aſſez l'ordinaire lorſqu'il eſt queſtion des grands. Il alla même de proche en proche juſqu'aux endroits limitrophes & parvint juſqu'à Loxa. Un Eſpagnol qui étoit alors Gouverneur de cet endroit , écrivit au Vice-Roi pour lui faire ſçavoir qu'il avoit un ſecret , par le moyen duquel il répondoit de rendre ſur le champ la ſanté à ſa femme ſi elle vouloit en uſer. Cette Dame ne balança pas, & prit de cette écorce préparée ; elle guérit effectivement, & même plutôt qu'on ne l'avoit dit. Ce ſecret qui porta depuis le nom de poudre de la Comteſſe , fut bientôt en réputation dans toute la Ville de Lima & dans toute l'Amérique Eſpagnole. Le Vice-Roi quittant l'Inde pour s'en retourner en Eſpagne , il ſe répandit ſur le champ par tout à ſon arrivée, un bruit ſur ce febrifuge , qui, après un grand nombre d'expériences , guériſſoit conſtamment. Ce fut vers l'an 1649 qu'il prit de plus en plus crédit , non ſeulement en Eſpagne, mais encore en Italie , juſqu'à Rome même, par le moyen de *Jean, Cardinal de Lugo*, Jéſuite, & des autres Peres Jéſuites du Collége de Rome , qui le diſtribuoient gratis aux Religieux & aux pauvres, &c.

§. V.

L'analyſe chymique ne fait découvrir dans le quinquina qu'une grande quantité de parties terreuſes & une ſubſtance fixe gommeuſe-réſineuſe fort active. En effet, l'odeur muqueufe-aromatique fait à la vérité voir qu'il y a des parties volatiles, & on les fent fur tout fi on rape cette écorce ; mais elles y font en très-petite quantité , fort foibles & par conféquent de nulle importance pour rendre raifon des vertus de ce fimple. Il n'a pas d'huile effentielle, car toute celle qui s'éleve en le diftillant à feu nud & violent n'eft point effentielle , mais empyreumatique , & il fe fait une fi grande méta-morphofe des parties , que cette huile fe forme de la fubftance fixe réfineufe qui fe détruit. Suivant *Neumann* , on ne tire que deux gros de cette huile d'une livre entiere d'écorce & environ trois onces de liquide fpiritueux-aqueux-aigrelet. Si on fait calciner la tête-morte dans un vafe ouvert & qu'on en faffe une leffive, on n'en tire prefque qu'un gros & même que deux fcrupules de fel alkali fixe.

§. V I.

La fubftance fixe réfineufe eft intimement & très - étroitement unie avec la gommeufe ; on n'extrait point parfaitement l'une fans l'autre, & on trouve toujours des molécules réfineufes dans la gommeufe & des gommeufes dans la réfineufe. La premiere infufion aqueufe eft de couleur d'or , d'une odeur foible & en quelque façon nauféeufe , d'une faveur amere & un peu aftringente. L'extrait eft d'un jaune-fauve prefque fans odeur , bien plus amer que la folution liquide. La premiere teinture

fpiritueufe

ſpiritueuſe eſt un peu fauve-rougeâtre , d'une ſaveur auſtere un peu amere , ſans aucune odeur ſenſible. L'extrait rouge-fauve a en grande partie les mêmes caracteres , mais il a un goût bien plus ſtiptique-auſtere & une odeur foible nauſéeuſe-balſamique. Le célébre *Phil. Adolph. Bohmer* , dit qu'il tira environ deux gros du premier extrait aqueux & un gros du premier extrait ſpiritueux, d'une once d'écorce ; mais ni *Neumann* ni moi , quoique j'aye fait deux fois ces analyſes , n'avons pû tirer une ſi grande quantité de ces extraits , ſur tout du gommeux. En effet, *Neumann* tira ſimplement d'une once de quinquina trente-huit grains & demi du premier extrait ſpiritueux , & vingt-deux grains & demi du ſecond extrait aqueux , un demi-gros & deux grains & demi du premier extrait aqueux , & vingt-deux grains & demi du ſecond extrait ſpiritueux : pour moi, je ne tirai que deux ſcrupules & douze grains du premier extrait ſpiritueux & trente-ſept grains du premier extrait aqueux. Cette difference remarquable entre tous ces extraits provient ſans doute du different dégré de bonté de cette écorce & encore plus de la differente maniere dont on fait les analyſes. En effet , *Bohmer* mit non ſeulement cette écorce en digeſtion dans de l'eau, mais encore il la fit boüillir , & il tira conſéquemment ſa ſubſtance gommeuſe & réſineuſe en même tems ; c'eſt là pourquoi il n'eſt pas étonnant qu'il ait tiré deux gros d'extrait aqueux d'une once d'écorce.

§. V I I.

Toutes ces analyses nous apprennent que la partie réfineufe entre en plus grande quantité que la gommeufe dans la compofition du quinquina ; que c'eft de la gommeufe que provient l'amertume , & que la réfineufe eft ftiptique-auftere ; que la gommeufe agit principalement en détergeant & en fortifiant doucement , & la réfineufe en refferrant plus fortement ; qu'en conféquence elle eft en général plus puiffante que la gommeufe ; que la vertu febrifuge fi vantée de cette écorce ne dépend point de quelque chofe d'inconnu , mais uniquement de celle qu'elle a de déterger & fur tout de refferrer fortement ; qu'enfin fes autres effets peuvent s'entendre auffi par fa maniere d'opérer.

Je prévois bien que ceux qui ne veulent que reconnoître aveuglément les vertus fpécifiques fans remonter à leurs caufes, ne feront pas tout-à-fait d'accord avec moi ; car, diront-ils, fi la feule vertu déterfive-aftringente du quinquina doit fe déduire de fon principe amer-auftere, que ce principe fuffife pour le rendre propre à dompter les fiévres intermittentes les plus opiniâtres, & que fa maniere fpécifique d'agir ne foit pas inconnue ; pourquoi les autres amers en même tems auftere ne peuvent-ils pas produire le même effet ? Mais je réponds que les autres austeres-amers & amers-austeres peuvent calmer aussi heureusement les mouvemens de fiévre que l'écorce du Pérou, pourvû qu'on les prenne assez à tems & en plus grande quantité que le quinquina. La poudre de racine de tormentille, par exemple, en pilulle avec l'extrait de trefle-fibrin & de petite centaurée ou de quelqu'autre amer en proportion convenable, est pareillement febrifuge, comme je l'ai éprouvé plusieurs fois ainsi que bien d'autres, & il ne paroît pas douteux que bien des remédes de ce caractere ne produisissent le même effet.

§. VIII.

Si bien des personnes font cas de ce médicament, bien d'autres aussi ne le peuvent supporter ; elles prétendent en effet qu'il a causé souvent plus de dommage qu'il n'a été utile, même à ceux qui étoient malades de fiévre intermittente, & qu'il a assez souvent occasionné plus ou moins directement differentes maladies plus dangereuses que la fiévre, sçavoir, la tumeur & une obstruction opiniâtre du foye, de la ratte, du mesentere, de la matrice, &c., l'hydropisie, l'ictere, un spasme très-cruel de l'estomac, l'asthme, la phthisie, le vertige, l'apopléxie, l'aveuglement, &c. D'autres au contraire en font les éloges infinis & prétendent faire voir par un grand nombre d'expériences, que non seulement c'est un des plus sûrs remédes pour combattre les fiévres , sur tout les tierces & les quartes , mais qu'il a très-fréquemment produit de bons effets dans les autres espéces de maladies , dans l'hydropisie, par exemple, l'ictere, la dysurie, le vomissement de sang , l'hémoptisie, la dyssenterie, la diarrhée , la foiblesse de l'estomac , la passion hypocondriaque & histérique , les affections arthritiques & cachectiques , la mélancholie, le scorbut , les sueurs colliquatives , la gangrêne , le sphacel , &c.

§. I X.

Il me paroît plus sûr de garder un milieu entre tant de differentes opinions de divers Auteurs sur les effets de ce reméde ; la trop grande faveur & la haine trop forte marquant toujours quelque chose d'outré , soit qu'on loue ou qu'on blâme ; c'est là , je pense, ce qui arrive & ce qui est arrivé aux Médecins. Je crois , & je sçais même par expérience que le quinquina est fort propre à calmer les mouvemens de fiévre & à guérir aussi d'autres maladies ; mais je sçais aussi que si on en use à contre-tems & mal à propos , qu'il peut causer un très-grand dommage dans le corps & occasionner des maladies plus cruelles que la fiévre qu'il guérit. Tout le bon effet qu'il peut produire consiste donc , comme je l'ai observé ci-devant , à déterger & à resserrer ; & un Praticien qui raisonne, peut facilement appercevoir le danger qu'il y a d'en faire usage

fouvent & en trop grande dofe , fans avoir eu la
précaution de purger les premieres voyes, lorfque
les vaiffeaux , les conduits & les vifceres font encore
obftrués, & qu'une faburre mucide eft auffi répan-
due dans toute la maffe du fang & de la lymphe ,
comme cela arrive dans les fiévres intermittentes
épidémiques.

§. X.

Je fuis donc d'avis qu'on ne le peut faire prendre
que pour remettre le ton des premieres voyes & des
vifceres, qui eft fort dérangé ; dans les fiévres ordinaires intermittentes, en fortifiant & en refferrant ;
que par conféquent il empêche , lorfque la chy-
mofe & la chylofe viennent à être bientôt remifes
en bon état, qu'il ne fe forme, quelqu'aliment qu'on
puiffe prendre , de nouvelles crudités , qui en fe
portant continuellement dans le fang & par l'irri-
tation qu'elles y excitent, n'engagent la nature à
fe débarraffer , par le moyen des fecouffes qu'elle
occafionneroit par de nouveaux accès de fiévre. En
effet , la plûpart des Médecins penfent que la nature
peut s'habituer de telle forte aux accès de fiévre ,
qu'on en foit plus fufceptible après qu'elle eft
guérie qu'auparavant, & qu'elle l'excite fans caufe ;
c'eft là pourquoi ils croyent qu'il faut les arrêter
de force. Mais je ne fçais fur quoi porte l'idée
qu'ils s'en forment ; car fi la nature humaine, fuivant la doctrine de l'Organifme , n'eft autre chofe

G iij

que l'ame raifonnable, il feroit certainement ridi-
cule & même abfurde, qu'elle voulût, pour ainfi
dire, s'amufer tant de fois fans aucune fin dans fon
domicile, & y exciter dans des tems périodiques
un mouvement de fiévre inutile, douloureux &
nuifible. Mais fi la nature n'eft, fuivant les Mécha-
niftes qui font mieux appuyés dans leur fentiment,
que la ftructure méchanique du corps, ou ne confifte que dans une compofition très-ingénieufe &
admirable, j'ai encore plus de peine à entendre
comment il peut fe faire que des mouvemens de
fiévre, qui ceffent totalement après l'accès, puiffent revenir d'eux-mêmes fans aucune caufe irri-
tante matérielle, ou précédente ou préfente.

§. X I.

On ordonne le quinquina en poudre depuis un
fcrupule jufqu'à deux, même jufqu'à un gros, en
décoction & en infufion dans du vin, depuis un gros
jufqu'à deux. On le fait outre cela très-fouvent
prendre avec d'autres remedes appropriés en pilulles, en bol & en électuaire ; ou bien encore on fait
ufer de la teinture feule & de l'extrait que l'on
prépare avec le vin. J'avoue néanmoins que j'aime
mieux l'ordonner en poudre, en électuaire & en
infufion dans du vin. Comme il y a des enfans &
d'autres perfonnes qui ne peuvent prendre ce
remede qu'avec horreur, il convient alors d'en
faire une décoction avec de l'eau, & après l'avoir

paſſée, de la faire prendre en lavement. On prend ordinairement quatre à cinq onces de quinquina pour chaque lavement, & une livre de décoction pour les adultes, une demie & même encore moins pour les enfans.

§. XII.

Pour uſer avec ſuccès du quinquina dans les fiévres intermittentes vulgaires (car je n'en approuve en aucune façon l'uſage dans les fiévres épidémiques ſur tout dans celles d'automne) , on doit exactement obſerver ce qui ſuit :

1°. Il faut, après avoir préparé le malade comme il convient, nétoyer les premieres voyes avec l'émétique, quelque purgatif ou un laxatif, & on doit auſſi lever les obſtructions des viſceres, ſi quelques ſymptômes nous annoncent qu'il y en ait.

2°. Quelquefois, lorſqu'il y a pléthore, il convient de tirer du ſang avant que d'uſer du quinquina, & de rendre le ventre libre, s'il ne l'eſt pas.

3°. On ne doit jamais le faire prendre peu de tems avant l'accès & encore moins dans l'accès même, mais deux, trois ou quatre fois par jour, dans les invervalles des accès, & il en faut uſer juſqu'à ce que la fiévre ceſſe, à moins que de nouvelles & de ſingulieres circonſtances n'engagent à le ſuſpendre ou à ne s'en plus ſervir, quoique la fiévre ne ſoit pas encore détruite.

G iiij

4°. Quoique la fiévre soit arrêtée, on en usera cependant encore quelquefois par intervalles ; on ne doit prendre pendant quelques semaines aucuns purgatifs ni évacuans, à moins qu'il n'y ait urgente nécessité, pour empêcher la fiévre de reparoître, ce qui autrement arrive souvent.

5°. On doit observer un bon régime & en même tems prendre peu de nourriture, non seulement pendant l'usage du quinquina, mais même quelque tems après, de crainte que la quantité & la qualité épaisse des alimens qu'on pourroit prendre, ne forme dans l'estomac de nouvelles crudités & ne donne occasion à de nouveaux accès.

CHAPITRE XIX.

Du bois de Santal rouge.

§. I.

LE bois de *Santal rouge* est pesant, compact, presqu'insipide & sans odeur, d'un rouge obscur tirant sur le noir en dehors, d'un rouge plus détrempé en dedans, ou d'un rouge foncé. L'arbre dont ce bois est la moëlle, croît dans le Royaume de Golconde, le Coromandel & les autres endroits de l'Inde orientale, & on l'appelle *Pantoga*. On dit que ses fleurs sont en papillon & ses fruits en siliques ; du reste, on ne sçait pas beaucoup de choses sur sa maniere de croître ni sur sa forme.

§. II.

Il est composé de parties terreuses, de résineuses & de gommeuses. Les parties terreuses font une grande partie de son poids, & il s'en trouve presque six gros dans une once de bois ; suit par rapport à la quantité & aux vertus, la partie résineuse, puis la gommeuse. En effet, une once fournit environ deux gros du premier extrait spiritueux & seulement autant de scrupules ou un gros du premier extrait aqueux. L'infusion aqueuse est d'un rouge obscur, néanmoins sans odeur ni aucune saveur singuliere. La masse rouge-noirâtre est peu active & n'a qu'un goût foible, salé, légérement astringent. La premiere teinture spiritueuse, qui est pareillement d'un rouge foncé & obscur, est très-douce & ne resserre qu'imperceptiblement. L'extrait qu'on en tire a les mêmes caracteres. M. *Geoffroy* a trouvé dans ce bois un sel essentiel acide, une huile épaisse plus pesante que l'eau, une petite portion de sel volatil & beaucoup de terre. Je conviens qu'il entre beaucoup de terre dans la composition de ce mixte, mais je nie qu'on puisse en aucune façon faire voir les autres principes dans sa composition naturelle. C'est mal à propos qu'il confond les espéces de santal les unes avec les autres, le santal rouge avec le citrin, d'autant que le citrin renferme des principes actifs bien differens.

§. III.

Ceux qui ont écrit fur la matiere médicale attribuent plus ordinairement à ce bois des vertus ra-
fraichissantes & astringentes, & en recommandent
l'usage dans la fiévre hectique & les autres maladies
pour arrêter les sueurs colliquatives & reprimer
l'orgasme des humeurs. Mais certes, je ne crois pas
que ce bois ait d'autres vertus que d'être légérement astringent ; & comme cette vertu est de peu
de conséquence, je pense qu'on ne doit en espérer
rien ou que très-peu de chose de l'usage qu'on en
peut faire dans les maladies dont il vient d'être
question & dans d'autres semblables. On le prescrit
en décoction, en infusion dans du vin, & quelquefois aussi, quoiqu'assez mal à propos, en poudre :
outre cela, on l'employe volontiers pour colorer
les teintures : on fait entrer la raclure, sans néanmoins qu'il paroisse en résulter aucun avantage,
dans les épithemes temperés & les anodins qu'on
applique sur le front dans les fiévres ardentes.

CHAPITRE XX.

Du Sang de dragon & du Suc d'accacia.

§. I.

LE *Sang de dragon* est un concret résineux, sec,
dur, friable, qui se fond facilement au feu,
inflammable, d'un rouge obscur, presque sans

faveur ni odeur finguliere. On en vend de differentes efpéces, dont la plûpart ou font entierement fauffes, ou au moins très-viles ; il faut donc choifir toujours l'efpéce qui, mife en poudre, fe trouve d'un rouge de fang, & ne renferme que peu ou point du tout d'ordures ; on ne doit faire aucun cas de celles qui, mifes en poudre, reffemblent au bol d'Armenie ou à des briques pilées.

§. II.

On apporte le fang de dragon de differens pays & on en cueille fur differens arbres. Voici cependant les quatre principaux qui en fourniffent le plus. L'un croît dans les Ifles Canaries, la Jamaïque & Madagafcar ; *Dufius* & *C. Bauhin* l'appellent *Draco arbor*, & *Commelin*, *Palma prunifera*, *foliis jucca* ou *yacca*. Un autre pouffe dans l'Amboine & d'autres cantons de l'Inde orientale ; *Kempfer* lui donne le nom de *Arundo farcta* ou de *Palma conifera spinofa*, d'autres de *Palma pinus*, *Palma Amboinenfis*, & les Indiens le nomment *Rottani dsjerenang*. Celui-ci vient dans l'Ifle de Java, & *Commelin* le nomme *Draco arbor filiquofa*, *Populi folio*, *Angsana* ou *Angsava Javanenfibus dicta*. Enfin la quatriéme efpéce dont il eft queftion ici, fe voit dans la nouvelle Efpagne ; *Hermandeze* l'appelle *Sanguis arbor*, & les Amériquains *Ezquahuitl*.

§. III.

C'eſt un médicament fort foible qui n'a que des vertus légérement aſtringentes & doucement in- craſſantes. Si on le fait prendre en ſubſtance en forme de poudre, il ne peut paſſer dans le ſang & il n'agit que dans les premieres voyes, parce qu'il ne peut ſe diſſoudre qu'avec l'eſprit de vin & non pas avec aucuns menſtrues aqueux. Il eſt auſſi évident en conſéquence que la vertu aſtringente & traumatique, que la plûpart lui attribuent, lorſ- qu'on le prend en ſubſtance, dans les ulceres des viſceres, la gonorrhée, l'hémoptyſie & les autres hémorragies, eſt tout-à-fait imaginaire. Je penſe un peu autrement ſur la teinture qu'on en prépare, quoiqu'on ne doive pas lui attribuer une activité ſi ſinguliere. On l'ajoûte auſſi aux pilulles & aux électuaires. La doſe eſt de quelques grains à un ſcrupule ou même un demi-gros. On le fait entrer dans les emplâtres ſtiptiques & vulnéraires dont on ſe ſert dans les hernies, les fractures des os, &c.; dans les poudres pour les dents & les électuaires dont on fait un ſemblable uſage.

§. IV.

Le *Suc d'accacia* eſt une maſſe épaiſſe, pure- ment gommeuſe, dure, compacte, qui ſe fond dans la bouche, fauve ou noirâtre en dehors, rou- geâtre ou rouſſâtre - noirâtre en dedans, d'une ſaveur d'abord doucinâtre, puis un peu auſtere

aſtringente, ſans odeur. On l'apporte d'Egypte &
d'Arabie, & on l'exprime des ſiliques d'accacia *folio
ſcorpioidis leguminoſæ*, avant leur maturité. L'eſprit
de vin n'en enleve que quelques particules colo-
rantes, & il ſe diſſout promptement & entierement dans l'eau moyennant une douce digeſtion.
On le met au nombre des médicamens incraſſans
& médiocrement aſtringens. On le preſcrit quelquefois dans le vomiſſement, la foibleſſe d'eſtomac, le flux de ventre, la diabete, les hémorragies, &c. On le donne depuis quelques grains juſqu'à deux ſcrupules, ſous differentes formes; mais
il eſt mieux de le prendre en pilulle & en électuaire.
On le fait entrer dans les emplâtres agglutinatifs &
conſolidans.

CHAPITRE XXI.
Du Kermès & de la Cochenille.

§. I.

LE *Kermès* a la figure de petits follicules ronds,
membraneux, de la groſſeur d'un pois, polis,
reluiſans, ſemblables à des petits œufs ou à des animalcules très-petits & rougeâtres, qui tombent
peu à peu en pouſſiere lorſqu'ils ſont vieux; ils ſont
gonflés, d'un rouge-fauve, d'une odeur foible qui
n'eſt point diſgracieuſe, d'une ſaveur un peu âcre,
légérement amere & un peu aſtringente ſur la fin.

§. I I.

On l'apporte d'Italie, d'Espagne, de Lusitanie; & sur tout de la Gaule Narbonoise, où elle pousse en abondance, sur tout autour de Montpellier, de Nismes & d'Avignon. On le voit attaché aux feuilles & aux pousses tendres d'un petit arbrisseau, que *C. Bauhin* appelle *Ilex aculeata cocciglandifera*, & d'autres *Ilex coccifera, coccigera, aquifolia.* Ce ne sont cependant pas les fruits de cet arbrisseau, ni des excroissances naturelles ou préter-naturelles, mais bien plutôt des animalcules singuliers qui y sont fermement attachés, & qui en changeant de forme d'une façon remarquable, pondent, meurent enfin & se desséchent. On les amasse dans les mois de Mai & de Juin avant le lever du soleil, & on en trouve une bien plus grande quantité dans les années chaudes que dans les froides. Après les avoir enlevés avec précaution, on les arrose de vinaigre pour empêcher que les petits animaux qui y sont attachés, ne se perdent; puis on les expose pendant un peu de tems au soleil pour les dessécher.

M. *de Réaumur*, dit M. *Geoffroy* dans son Traité de matiere médicale, le plus habile homme qu'on puisse trouver pour la recherche des secrets de la nature, a enfin découvert que la graine d'écarlate est une espéce d'insecte de la famille de ceux qu'il appelle gallinsectes. Il distingue avec M. *Emeric*, Médecin d'Aix, trois tems dans l'accroissement de cette graine d'écarlate. Le premier eſt vers le commencement du mois de Mars ; alors il s'attache ſur le tronc , ſur les branches & ſur les feuilles de l'ilex un animal plus petit qu'un grain de millet ; il y reſte comme engourdi & immobile , & dans la ſuite il s'enfle peu à peu. Cet animal a la figure des cloportes ; il eſt long , ovale , plus pointu vers la queue , convexe ſur le dos , rouge , parſemé de petits points brillans comme l'or , ayant quelques rides en travers , ſix pieds & deux antennes qui ſe meuvent facilement & qui égalent preſque toute la longueur du corps , deux yeux noirs & deux queues immobiles , leſquelles ſont de la même longueur que le corps. Conſideré dans ce tems au microſcope , il paroît d'un très-beau rouge ; ayant deſſus ſon ventre & tout autour une eſpéce de duvet qui repréſente la figure d'un nid ; & dans les endroits du deſſous du corps du kermès , qui ne ſont point couverts de duvet , le microſcope fait voir quantité de points qui ont le brillant de l'or. Son dos eſt convexe & forme un hémiſphere ridé ; & dans la partie antérieure de ſon corps , il y a trois groſſeurs qui tiennent la place de tête ; celle du milieu eſt la plus conſidérable & un peu arrondie. Les deux latérales ſont plus menues & recourbées vers leur milieu. Le ſecond tems de la diviſion que fait M. *Emeric* , eſt dans le mois d'Avril ; alors cet animal eſt entierement changé , & il eſt devenu

rond & gros comme un pois. Sa peau eſt plus ferme, & le coton qui étoit deſſus par intervalles &
par petits floccons, y eſt par tout étendu en forme
de poudre. Il ne paroît plus qu'une coque ou une
gouſſe remplie d'une liqueur rougeàtre, ſemblable
à du ſang diſſous. Enfin le troiſiéme tems tombe
vers le milieu ou vers la fin de Mai, & c'eſt celui
où l'on trouve dans cette eſpéce de coque, ſous le
ventre de cet animal, des œufs une fois plus petits
que les graines de pavots blancs : ils ſont remplis
d'une liqueur d'un rouge-pâle ; vûs au microſcope,
ils ſemblent parſemés d'une infinité de points brillans de couleur d'or. Ils ſont compoſés d'une membrane mince, blanche, tranſparente & d'une liqueur d'un rouge-pâle. Chaque coque contient
environ deux mille de ces petits œufs, qui ſont le
fruit du premier animal, leſquels étant ſecoués, il
en ſort autant de petits animaux entierement ſemblables au premier, qui ſe diſperſent ſur les branches & ſur les feuilles de l'ilex, juſqu'à ce qu'au
printemps ſuivant ils ſe fixent dans les diviſions du
tronc & des rameaux pour y faire leurs petits.
Lorſque le kermès acquiert une groſſeur convenable, alors la partie inférieure du ventre s'éleve &
ſe retire vers le dos, & laiſſe un eſpace vuide entre
le ventre & le duvet qui y étoit attaché, & de cette
maniere il devient ſemblable à un cloporte qui eſt
à demi roulé. C'eſt dans cet eſpace vuide qu'il

dépoſe

dépose ses œufs, après quoi il meurt & se desséche.
Quand ces œufs sont éclos, les petits animaux
demeurent cachés pendant quelque tems sous le
cadavre de leur mere ; ils en sortent ensuite pour
chercher leur nourriture sur les feuilles, non en
les rongeant comme les chenilles, mais en les
suçant avec leur trompe.

§. I I I.

Il entre dans la composition de ces graines une
substance fort active, fixe, tant résineuse que
gommeuse, fournie de particules spiritueuses,
odorantes, salines-inflammables ; la résineuse est
cependant plus active que la gommeuse. La premiere infusion aqueuse est d'un beau rouge foncé,
d'une odeur nauséeuse & spécifiquement balsamique, d'un goût assez amer & un peu astringent
sur la fin. L'extrait en est sans odeur, d'un rouge-
noirâtre, plus amer & plus astringent que l'infusion, pese environ deux gros & deux scrupules
pour une once. La premiere teinture spiritueuse est
nauséeuse, d'un goût balsamique un peu amer &
légérement austere, & aussi d'un beau rouge. L'o-
deur spécifique & tout-à-fait singuliere se fait bien
plus sentir pendant l'évaporation, & devient suc-
cessivement de plus en plus gracieuse & balsamique, de maniere cependant qu'elle conserve toujours la vraye odeur spécifique du mixte, odeur
dont je ne puis bien donner la description. L'extrait

est d'un rouge foncé, d'une odeur balsamique
gracieuse comme du miel, d'un goût balsamique
amer, en même tems austere & fortement astringent. Il est presqu'en aussi grande quantité que
l'extrait aqueux, & il pese environ deux gros &
demi.

§. I V.

Il y a de deux genres d'élémens salins dans ce
mixte, l'un acide & l'autre urineux. L'urineux entre dans la substance gommeuse & mucilagineuse;
il est d'une nature animale. L'acide concourt à
former la substance résineuse & tire son origine du
régne végétal. Non seulement la saveur austere
fait voir qu'il y a de l'acide, mais encore la couleur
d'encre qui se forme aussi-tôt que l'on fait boüillir
les grains de kermès avec une solution aqueuse de
couperose. Le principe urineux se développe en les
distillant à sec. Une livre de graine de kermès
fraiche rend, comme l'a confirmé M. *Geoffroy*
par les expériences qu'il en a faites, outre une
grande quantité d'eau, une huile d'abord citrine & plus fluide, puis plus épaisse, butyreuse,
roussâtre, plus empyreumatique, qui ne donne
aucune marque de sel acide; six gros de sel concret
ou sel urineux, & on ne peut tirer de la tête morte
aucun sel fixe lixiviel : suivant le Comte de
Marsilli, on peut en extraire environ trente gros
avec de l'eau. Mais, quoique je sçache qu'une partie

de ce fel urineux eft le produit d'un feu fec &
violent, il ne paroît cependant pas vraifemblable
que la quantité qui s'y en trouve ait été formée
pendant la diftillation. En effet tous les corps qui
font uniquement compofés de terre, d'huile & de
fel acide, fourniffent ordinairement une bien plus
petite quantité de fel fec urineux nouvellement
produit, & il refte fouvent quelques veftiges d'acides dans les autres parties qu'on en tire. Joignons
à cela qu'on ne doit pas croire que ce fel urineux
s'uniffe fi étroitement par toutes fes particules avec
la terre & l'huile, mais qu'il eft encore très-déve-
loppé & fimplement placé entre les molécules
gommeufes-réfineufes, comme le prouvent la vertu
ftimulante & l'odeur balfamique finguliere de l'infufion & de l'extrait tant aqueux que fpiritueux.

§. V.

Le kermès agit dans le corps en partie comme
déterfif, réfolutif & difcuffif, en partie comme
ftimulant & légérement aftringent ; on le met
conféquemment avec raifon au nombre des nervins, céphaliques, cardiaques, ftomachiques,
diurétiques & aphrodifiaques. Il eft d'un ufage
fpécial dans differentes maladies ; on s'en fert néanmoins plus fréquemment dans la mélancholie &
l'épilepfie idiopathique, le vertige, la fyncope, la
palpitation de cœur, le vomiffement, la cachéxie,
l'obftruction des urines, des régles & des vuidanges,

les vers des inteſtins, &c., de même que pour fortifier la mémoire, empêcher l'avortement, en
poudre depuis quelques grains juſqu'à un demi-
gros, & depuis un demi-gros juſqu'à un gros en
infuſion dans du vin. On le fait auſſi entrer dans
des électuaires, des bols, des ſyrops, &c. On tire
des graines qui ſont fraiches & bien mûres, après
les avoir écraſées dans un mortier de marbre, un
ſuc dont on fait un ſyrop après l'avoir clarifié, en
y ajoûtant autant ou trois fois plus de ſucre blanc,
moyennant une douce chaleur ou même ſans cela.
On croit ce ſyrop non ſeulement plus gracieux,
mais encore bien meilleur que la poudre, parce
qu'il eſt moins ſtiptique, vû que cette vertu ſe trouve
principalement dans les follicules membraneux,
& qu'au contraire il eſt plus rempli de particules
volatiles urineuſes-balſamiques, ſur tout ſi on ne
l'a point fait épaiſſir au feu & qu'on ne l'ait préparé
qu'en mêlant le kermès avec le ſucre.

§. VI.

La *Cochenille* doit être regardée comme le kermès. On nous l'apporte ſur tout du Méxique & du
Pérou, où on l'amaſſe en très-grande quantité ſur
les feuilles d'une eſpéce de figuier que M. *Sloane*
appelle *Opuntia maxima, folio oblongo rotundo,
majore, ſpinulis obtuſis, mollibus & innocentibus
obſito, flore ſtriis rubris variegata;* & les Amériquains *Tuna* & *Nopal*. Ce n'eſt pas un fruit, mais,

comme le dit M. *Geoffroy*, c'est un insecte ovale,
de la grosseur d'un petit pois, vivipare, exapode,
muni d'une trompe avec laquelle il pompe le suc
des plantes pour se nourrir, dont le corps est composé d'anneaux, adhérent & immobile sur les
plantes dont il se nourrit; & une fois qu'il s'y est
fixé, il n'est plus sujet à aucun changement, &c.
Lorsqu'on fait sécher comme il convient ces animalcules, ils n'ont plus la figure d'insectes, mais
ils ressemblent à des graines d'une figure irrégu-
liere, convexes dans un endroit, applaties &
concaves dans un autre, comme ridées par des
stries transverses, d'une couleur tirant sur le pourpre en dedans, d'un noir-roux ou d'un roussâtre-
cendré un peu mêlé d'un rouge obscur en dedans,
d'un odeur de moisi, d'une saveur moisie-aigre-
lette, un peu amere & légérement astringente, au
point que les Physiciens, les Médecins & les Apothicaires les ont autrefois regardé comme des vraies
fruits de plantes.

§. VII.

Ces graines colorent d'un rouge foncé très-
agréable l'esprit de vin, & d'un noir-pourpré la
salive & l'eau simple tiéde, preuve manifeste
qu'elles renferment des parties mucilagineuses &
résineuses, mêlées néanmoins ensemble de maniere
que ces menstrues peuvent les extraire en grande
Partie. En effet, une demie-once a fourni trois

gros du premier extrait aqueux, une autre deux gros & environ cinquante grains du premier extrait spiritueux. L'infusion aqueuse qui est d'une saveur un peu amere & très-médiocrement astringente, se sent du mixte, est fort épaisse & mucilagineuse ; c'est là pourquoi il n'y en a qu'une partie qui puisse traverser le filtre, & on est obligé d'exprimer le reste à travers un linge. L'extrait est d'un pourpre noirâtre, d'une odeur semblable au rob de sureau, d'un goût mucilagineux un peu amer. La premiere teinture spiritueuse est d'un rouge foncé & fort beau tirant sur le pourpre, d'un goût singulier un peu âcre & balsamique un peu amer, & n'a que l'odeur de l'esprit de vin. L'extrait est d'un rouge sanguin, d'une odeur singuliere disgracieuse balsamique, & d'un goût balsamique amer médiocrement astringent.

§. VIII.

On use de la cochenille presque dans les mêmes maladies dans lesquelles on se sert du kermès ; elle est néanmoins plus stimulante & bien moins astringente ; c'est pourquoi elle arrête plus puissamment l'écoulement d'urine, & chasse vivement le gravier des reins & de la vessie. On en use très-rarement en substance depuis quelques grains jusqu'à un demi-scrupule ; mais on la fait ordinairement entrer en petite quantité dans les autres médicamens, les poudres, par exemple, les électuai-

res, les pilulles, les infusions dans du vin & dans
de l'eau. Les femmes grosses menacées d'avortement, usent quelquefois avec succès du kermès
en apportant toutes les précautions nécessaires, à
cause de sa médiocre vertu astringente ; mais il
convient de s'abstenir entierement de la cochenille, parce que sa vertu stimulante est plus dan-
gereuse que de celle du kermès.

On pourroit encore parler dans cette Section de
la racine de pétasite, d'aristoloche longue & ronde,
de chiendent, de l'aigremoine, de l'acmella, du
marube, du fraisier, de l'euphraise, du mille-per-
tuis, du grand & du petit plantin, du pied de lion,
de l'argentine, des fleurs de petite paquerette, de
la belle hépatique, de mouron rouge ou pourpré,
du nénuphar jaune & blanc, du coquelicot, des
mille-pieds, &c., c'est-à-dire, en rangeant chacun
de ces simples dans l'ordre qu'il doit avoir par rapport à son odeur, sa saveur, son caractere & ses
forces ; la racine de pétasite, par exemple, avec
celle de bardane ; celle d'acmella & d'aigremoine
avec celle de bétoine ; les fleurs de fraisier & de
mouron avec celles de bourache ; les mille-pieds
avec la cochenille, & ainsi de suite.

La petite quantité du principe vaporeux foible
qui se trouve dans les fleurs fraiches de coquelicot,
ne s'y sent plus lorsqu'elles sont desséchées, & on n'y
découvre qu'une substance résineuse-gommeuse,

H iiij

qui est aussi peu active ; car le premier extrait aqueux, quoique d'un rouge foncé tirant sur le noir, est cependant très-inert, n'a qu'une odeur foible balsamique, un goût doucinâtre & un peu austere très-doux, & qui ne se sent presque point, ou qui au moins est terreux & légérement astringent. Le premier extrait spiritueux d'un rouge-noirâtre n'est gueres de meilleure qualité, n'a qu'une odeur foible &, pour ainsi dire, un peu molle, tandis qu'il se trouve d'un goût foible balsamique un peu salé. Je conclus de là que ces fleurs n'ont aucune vertu singuliere, & qu'elles ne peuvent que resserrer légérement & déterger.

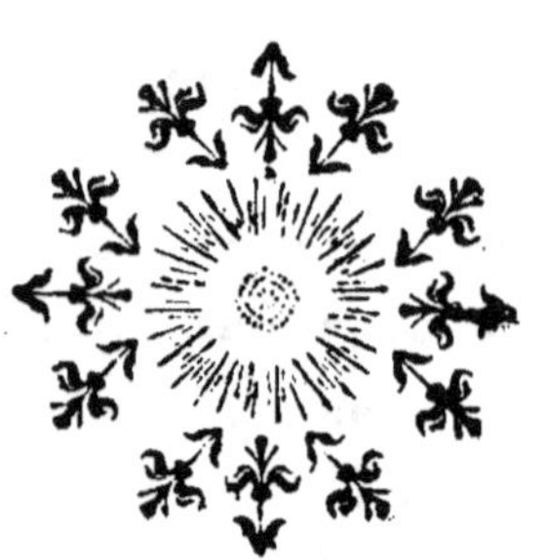

MATIERE MÉDICALE.

SECTION QUATORZIE'ME.

Des doux, des doucinâtres, des doux un peu amers, des légérement austeres, des balsamiques onctueux-huileux & gras.

CHAPITRE PREMIER.

De la Nature, des Principes, & de la difference des Huileux & des Gras en général.

§. I.

LES *Onctueux huileux* de cette classe sont d'un goût doux ou doucinâtre, ou sans mêlange ou un peu mélés de légérement austere, de balsamique & de médiocrement amer; c'est pourquoi on peut, par rapport au caractere & aux principes, les distinguer en onctueux-huileux précisément comme tels, & en aqueux-huileux.

§. II.

L'huile qui est leur seul ou leur principal élément, lorsqu'elle est fraiche, & séparée parfaitement des autres molécules par expression ou par une douce coction avec l'eau, est d'un goût doux ou doucinâtre très-gracieux, & d'un caractere onctueux & fort temperé. Si on la conserve long-tems, sur tout dans un lieu chaud, elle perd insensiblement de sa douceur & contracte une rancidité nauséeuse, une amertume & une âcreté remarquable ; elle ne peut se dissoudre dans l'eau ni dans l'esprit de vin, & le froid la coagule outre cela au point qu'elle ressemble à une graisse animale, qui néanmoins redevient liquide à la chaleur ; elle forme un savon avec les sels alkalis secs & boüillans, & de la graisse avec les acides plus puissans.

§. III.

Elle differe beaucoup par son caractere des huiles étherées, quoiqu'elle ait beaucoup de rapport avec elles par ses premiers élémens & par conséquent dans la racine ; elle leur est bien inférieure si on a égard à la finesse & à la mobilité des parties, parce qu'elle est plus remplie de phlegme & de substance grossiere-terreuse-moisie. En effet les huiles grasses, onctueuses, un peu épaisses, tirées à plusieurs reprises sur de la chaux ou des briques pilées, laissent beaucoup de matiere terreuse-muqueuse-bourbeuse dans le vase dans lequel on les diſtille ; deviennent par ce moyen plus fines, plus fluides & plus tranſparentes, & même ſe changent par ce moyen en huiles étherées, puiſqu'une fois qu'elles ſont ainſi purifiées, elles ne ſe coagulent plus avec les acides les plus peſans en une maſſe adipeuſe, mais en réſine de même que les vraies huiles étherées ; elles pouſſent même allumées une flamme plus pure & plus brillante, & jettent une moins grande quantité de fumée.

§. IV.

Cette huile fort temperée ſert, pour ainſi dire, de voile, tant qu'elle eſt dans les ſimples, a un certain principe ſubtil ſalin acide, qui dans les émulſions facilite l'union de l'huile & de l'eau avec la terre farineuſe très-tendre. L'émulſion, par exemple, qui ſe fait avec de l'eau ſimple & des amandes douces, ou avec d'autres ſemences & d'autres fruits laiteux, s'aigrit bientôt dans un lieu tiéde & chaud, & il s'éleve à la ſurface une crême graſſe-huileuſe, comme on le voit arriver dans le lait des animaux dans lequel les parties aqueuſes, huileuſes, terreuſes & acides, ſe ſéparent lorſqu'il commence à fermenter fort doucement dans un lieu tiéde.

§. V.

C'eſt de cette huile que les graiſſes doucinâtres & temperées des animaux tirent leur premiere origine, & les huiles comme onctueuſes ſont coa-

gulées par un acide qui y eft mêlé en petite quantité. En effet , lorfqu'on verfe fur quelqu'huile
onctueufe , par exemple , d'olives , d'amandes
douces , &c., un acide minéral plus pefant & concentré , fur tout le nitreux , & qu'on la laiffe en
digeftion avec cet acide pendant quelque tems ,
elle fe coagule en une maffe fort femblable à de la
graiffe ordinaire.

Voici une expérience tirée des Mémoires de
l'Académie royale des Sciences , année 1719 , qui
confirme tout ce que nous avons dit. Dans un grand
verre d'environ chopine , on met demi-once de
limaille de fer , & après l'avoir humectée d'efprit
de vin , on verfe deffus de l'huile d'olive à la hauteur de quatre à cinq travers de doigts , on y jette
pour lors deux onces d'efprit de nitre. Peu de tems
après l'efferveffence commence avec beaucoup de
véhémence , fans que toute la liqueur s'éleve con-
fidérablement dans le verre , ni qu'il en forte que
très-peu de vapeurs au commencement de la diffolution ; le métal s'y diffout à l'ordinaire. Lorfque
la diffolution eft achevée , on laiffe refroidir les
matieres , & l'huile fe fige. Pour lors on en fépare
une efpéce de fuif , un peu plus âcre à la vérité que
le fuif ordinaire. On doit auffi obferver que les
animaux carnaciers engraiffent en général plus
rarement que ceux qui ne vivent que de plantes.
Or on doit attribuer cela principalement à la

differente qualité des alimens : en effet , les alimens tirés du régne végétal font ordinairement remplis d'un acide coagulant ; les chairs & toutes les autres parties des animaux dont on fe nourrit, n'ont pas un femblable acide , fi on en excepte le lait ; d'où il arrive que l'huile noutriciere qui doit en quelque façon coaguler & condenfer quelque fubftance acide-faline, acquiert rarement la confiftance de graiffe , forme en partie le fang & fa portion géla-tineufe , & fort en partie du corps par les pores de la peau & les autres organes des fecrétions , après avoir été réfoute en très-petites particules par un mouvement inteftin qui tend à la brifer de plus en plus.

§. VI.

Il y a quelque difference entre le fuif & la graiffe. Le fuif eft une graiffe d'une confiftence plus épaiffe & plus dure lorfqu'elle eft froide , qui relativement à une autre efpéce de graiffe eft compofée d'un plus grand nombre de parties terreufes-acides. La graiffe eft un peu plus liquide & plus molle, coule plus promptement au feu , ne fe durcit pas entierement au froid , renferme plus d'huile que le fuif, moins de terre & d'acide coagulant. Nous obfer-verons encore que le fuif fe forme ordinairement dans les animaux qui ruminent , & la graiffe dans ceux qui ne ruminent point. Cela vient fans doute de la difference des alimens. En effet , les animaux

ruminans uſent d'alimens plus cruds, de plus difficile digeſtion, de chiendent, par exemple, de
foin, de chaume, d'écorces & d'autres ſubſtances
plus fournies de parties groſſieres terreuſes-acides;
& quoique la nature leur ait donné un double
eſtomac, & même un triple & un quadruple à
quelques-uns, il s'y forme néanmoins un chyle
plus groſſier, chargé de particules terreuſes &
acides, & par conſéquent plus propre à former le
ſuif. Nous voyons tout le contraire dans les animaux qui ne ruminent point, qui ſe nourriſſent
d'alimens plus mols, moins acides & moins terreux, de racines ſucculentes, par exemple, d'her-
bes plus tendres, de fruits, de ſemences farineuſes
& de chairs, tous alimens propres à former dans le
duodenum un chyle plus ſubtil, plus huileux, plus
diſpoſé à produire de la graiſſe.

CHAPITRE II.

Des forces des Huileux & des Gras.

§. I.

LEs *Gras* d'une nature animale, de même que
les végétaux huileux, doux & doucinâtres,
nourriſſent les corps des animaux, humectent,
amoliſſent & lubrifient les parties ſolides deſſéchées, dures, roides, trop tendues & trop reſſer-
rées, à cauſe de leur caractere doux, lubrifiant &

onctueux ; adouciſſent les parties rongées , & les mettent admirablement à couvert des aiguillons des corroſifs & des ſtimulans ; émouſſent , enve-loppent & temperent toute ſorte d'acrimonie ſali-ne , & redonnent de la fluidité aux liqueurs endur-cies & deſſéchées çà & là dans leurs conduits : ils ont par conféquent differentes vertus , ſur tout d'anti-ſpaſmodiques , d'anodines , d'adouciſſantes , de tempérantes, d'hypnotiques & d'aphrodiſiaques.

§. I I.

Outre ces vertus , quelques-uns ſont bons pour faire des émulſions avec les eaux diſtillées ; ils ont auſſi une vertu admirable rafraichiſſante : on peut conféquemment les faire prendre avec beaucoup de ſuccès dans les fiévres continues , ſur tout les ardentes , les inflammatoires & les hectiques , de même que dans les inflammations ſolitaires & les autres maladies qui proviennent de l'ébullition du ſang & de ſa raréfaction préter-naturelle , dans les inſomnies des vieillards , ou lorſqu'ils ont la fiévre, la manie , &c.

§. I I I.

Les gras de cette claſſe & tous les autres , con-viennent outre cela aux perſonnes maigres, aux vieillards , aux hectiques & à ceux qui ſont d'un tempéramment ſec cholérique ; ils ſont ſur tout fort recommandables dans les ſpaſmes & les convulſions des differentes parties , le calcul , l'éroſion des conduits, l'asthme sec, l'enrhoüement, la toux âcre salée, le scorbut, la sécheresse & l'obstruction du ventre, l'endurcissement des excrémens, le défaut du lait, &c.; ils sont même fort efficaces contre les poisons corrosifs minéraux, les purgatifs drastiques, tous les médicamens plus âcres qu'il ne convient & qui excitent trop violemment les solides. On doit cependant observer que les uns conviennent mieux dans certaines maladies & d'autres dans quelques autres; que quelques-uns ne conviennent en aucune façon dans certaines maladies dans lesquelles d'autres produisent un fort bon effet; c'est ce qui sera plus clairement démontré, lorsque nous traiterons de chaque espéce en particulier.

§. I V.

On s'en sert aussi extérieurement dans bien des cas, & il y a une infinité d'affections ausquelles ils portent reméde en adoucissant, en amolissant, en humectant & en rafraichissant, sur tout aux eschares, aux croutes véroliques, aux tumeurs dures; aux gerçures des lévres, des papilles des mammelles, à la sécheresse & la roideur des ligamens; aux contractions spasmodiques des parties, à l'endurcissement des excrémens & à l'érosion du gosier. Il y a differentes façons de les employer; les uns vont mieux dans les onguents & les emplâtres, d'autres dans les cataplasmes, les lavemens, &c.

CHAPITRE

CHAPITRE III.

*Des Amandes douces, des Pignons, des Piftaches &
des Noyaux d'abricots.*

§. I.

LES *Amandes douces* font fi connues, que je
crois fort inutile de m'arrêter ici à la defcription de leur forme extérieure. L'arbre qui porte ce
fruit eft appellé par les Botaniftes, *Amigdalus fati-
va.* Il croît en abondance, fur tout dans la Sicile,
l'Italie, l'Efpagne, la Candie, le Dauphiné, l'Egypte, dans l'Allemagne aux environs du Mein & du
Rhin.

§. II.

Ces fruits font fort remplis d'une huile onctueufe, douce & fort temperée, que l'on tire facilement
après les avoir fait un peu griller; c'eft de cette
huile que dépend toute leur douceur & leur vertu
médicinale. En effet, tout ce qui refte après avoir
tiré parfaitement l'huile, eft un recrément aigrelet-
terreux, un peu âcre & inutile, dont la portion la
plus tendre, lorfqu'on en fait une émulfion, fe
fépare avec l'huile effentielle de la maffe la plus
groffiere, fert de moyen d'union, & facilite l'union
de l'huile & de l'eau. Lorfque l'on conferve un peu
trop long-tems les amandes, fur tout dans un lieu
chaud, cette fubftance huileufe devient rance; &

Section XIV. I

en perdant fon goût doucinâtre, elle en prend un nauféeux & mordicant ; il eft donc fort important de ne fe fervir que des plus fraiches, & de rejetter celles qui font rances & demi-pourries. Il n'en eft pas de même des amandes ameres que des douces : en effet, ce n'eft pas dans l'huile effentielle que fe trouve l'amertume, puifqu'elle eft douce lorfqu'on l'en a tirée, mais dans la partie réfineufe. On doit outre cela obferver que la portion la plus fubtile de cette fubftance s'éleve de l'alambic avec l'eau & l'efprit de vin, & communique à l'un & l'autre véhicule une faveur un peu amere.

<h3 style="text-align:center">§. I I I.</h3>

C'eft un des bons alimens & des meilleurs médicamens analeptiques, aphrodifiaques, adouciffans & tempérans que nous ayons ; c'eft là pourquoi elles font très-bonnes pour les perfonnes maigres, pour toutes celles qui font malades de fiévre ardente, inflammatoire, lente, d'hémorragies exhorbitantes, d'inflammation particuliere des parties, fur tout d'éréfipele, de manie, d'agrypnie, de phthifie, de toux âcre, de rhumatifmes chaux, de phlogofes, de dyfurie, de ftrangurie, de calcul, d'érofion des conduits. On en fait ordinairement des émulfions avec les eaux diftillées ; on les mange auffi entieres, ou on les ajoûte aux machicatoires, &c. Toutes les fois donc qu'on juge à propos de les prendre en fubftance, on doit éviter foigneufement d'en manger trop , de crainte qu'elles n'émouffent la liqueur gaftrique par la trop grande abondance de leur huile qui eft fort graffe ; qu'elles n'obftruent les pores des petits vaiffeaux exhalans & abforbans, fur tout par le moyen de leur partie terreufe ; qu'en amoliffant trop les membranes de l'eftomac , elles n'alterent l'appétit & la digeftion , ou qu'elles n'excitent par leurs particules recrémentitielles un peu âcres, des affections fpafmodiques & même épileptiques convulfives à des perfonnes fenfibles, ou difpofées à ces fortes de maladies.

§. I V.

On applique extérieurement & très - fouvent avec fuccès l'émulfion que l'on prépare avec les eaux rafraichiffantes fur les parties brûlées & rongées, de même que fur les yeux dans l'ophtalmie féche. On fe fert auffi des amandes entieres , un peu mâchées auparavant , pour amollir les tumeurs. Je n'ajoûte rien ici fur l'huile tirée par expreffion ; elle eft d'un ufage fort étendu tant intérieurement qu'extérieurement , puifqu'on doit plutôt la rapporter aux préparations pharmaceutiques , dont j'ai traité ailleurs.

§. V.

Les *Pignons* cadrent fort bien avec les amandes douces par leur nature , leurs élémens & leur vertu. Les pignons font des noyaux oblongs, ronds , blanchâtres, couverts d'une enveloppe roussâtre, gras, d'une faveur doucinâtre huileufe, légérement acides, un peu âcres fur la fin, fur tout s'ils font un peu vieux, fans odeur. Ils fe forment dans les fruits du pin, qui fe trouve communément en Italie, dans la Gaule Narbonoife & en Efpagne. Ils font nichés entre les écailles ligneufes de ce fruit dans certains creux, d'où on les tire lorfque ces écailles s'ouvrent d'elles-mêmes, ou en les approchant du feu.

§. VI.

Les *Piftaches* font des noyaux oblongs plus petits que les amandes, plus gros & plus épais que les pignons, anguleux, pointus, élevés d'un côté, applatis de l'autre, verdâtres, environnées néanmoins d'une petite peau, qui tantôt eft d'un jaune-pâle, tantôt d'un pourpre obfcur, d'une faveur huileufe & doucinâtre; elles ont deux écorces, l'une externe, mince, féche, membraneufe, d'abord verte, puis roufsâtre; l'autre interne, blanche, fragile, ligneufe. Après qu'on les a cueillies, on les débarraffe de leurs enveloppes & on vend les noyaux feuls nuds. L'arbre qui produit ces petites noix croît en Arabie, en Syrie, en Egypte & fur tout en Perfe, & porte differens noms. Quelques autres diftinguent les piftaches en groffes & en petites; cependant cette diftinction paroît fuperflue en matiere médicale, parce que les petites piftaches peu connues font toujours plus groffes que celles qu'on nous apporte de Perfe & que l'on trouve dans nos boutiques.

§. VII.

Les pignons & les piftaches ont prefqu'une plus grande quantité d'huile onctueufe que les amandes douces ; c'eft pourquoi ils deviennent plus facile-ment rances, perdent de leur faveur gracieufe & de leur caractere temperé. Lorfqu'ils font frais, pleins & bien mûrs, ils font en quelque façon plus nourriffans & plus adouciffans que les amandes douces ; du refte, ils cadrent affez avec elles par rapport à leurs autres propriétés, & conviennent dans les mêmes maladies, fur tout dans la phthifie, la fiévre hectique, les catharres âcres, la ftrangu-rie, l'impuiffance & la dyfcrafie fcorbutique des humeurs. On les mange ordinairement & on les fait entrer dans les machicatoires, les électuaires & les mets. On les prefcrit très-rarement en émul-fion, parce que les petits pignons renferment une huile un peu plus épaiffe, & les piftaches donnent une couleur verdâtre à la liqueur laiteufe.

§. VIII.

Je crois qu'il feroit inutile de nous arrêter ici à parler plus au long des noyaux d'abricotier, parce qu'ils ont beaucoup de rapport aux amandes dou-ces par leur nature & leurs vertus, & qu'on en peut faire le même ufage. *Hermann* & d'autres les ont mis au nombre des noyaux de pêcher & de cerisier ; mais je pense que c'est sans trop de raison. En effet, ces noyaux renferment une huile grasse-onctueuse, une substance gommeuse-résineuse assez amere & des particules volatiles singulieres que l'odeur fait assez connoître, lorsqu'on les écrase & qu'on les fait distiller : outre cela, ils sont plus discussifs & diurétiques, qu'adoucissans & tempérans ; c'est avec plus de raison qu'on les met au nombre des huileux amers, par exemple, des semences de chardon benît & de chardon marie, dont nous avons parlé ailleurs, plutôt qu'au nombre des huileux doux & doucinâtres.

CHAPITRE IV.

Des semences de Courge, de Citrouille, de Melon, de Concombre, de Laitue & de Pourpier.

§. I.

LEs semences de *Courge*, de *Citrouille*, de *Melon* & de *Concombre*, qu'on nomme ordinairement les *quatre grandes semences froides*, sont fort en usage & si connues qu'il ne paroît presque pas besoin de les décrire ici. La pulpe doucinâtre renfermée dans leur écorce blanchâtre, est assez remplie d'une huile temperée onctueuse, & c'est la seule qui soit d'usage en médecine. En effet lorsqu'on écrase ces semences en versant de l'eau dessus, elles lui donnent la confiftance de lait, une couleur & une faveur laiteufe. On obferve dans cette liqueur laiteufe des parties huileufes tendres, de plus groffieres & d'aigrelettes-terreufes, lorfqu'elle a paffé par une douce fermentation infenfible & que ces particules font féparées; elles s'élevent effectivement, comme je l'ai obfervé dans une émulfion faite avec des femences de courge, dépouillées de leur écorce, & confervée pendant deux jours dans un lieu temperé; forment en s'élevant une crême blanche, graffe & doucinâtre. On trouve au-deffous une liqueur aqueufe blanchâtre, & dans le fond une affez grande quantité de matiere blanche un peu épaiffe & affez graffe, cependant un peu aigrelette & légérement âcre, qui a extérieurement la figure du caillé ordinaire avec lequel on fait le fromage ou, pour parler plus correctement, du lait de brebis coagulé; après avoir décanté la liqueur qui furnage & verfé de l'eau fraiche, cette fubftance fe diffout de nouveau, & forme une nouvelle émulfion légérement âcre-doucinâtre.

§. II.

On ufe de ces femences tant intérieurement qu'extérieurement en émulfion. On en prend dans les fiévres ardentes, inflammatoires, &c., l'orgafme du fang & de la femence, la manie, les hémorragies, & les autres maladies qui proviennent d'abord & principalement d'un caractere âcre

& brûlant des humeurs & d'une commotion préter-
naturelle ; cette émulsion est par conséquent plus
utile que tous les autres rafraichissans , humectans
& adoucissans. On s'en sert extérieurement au lieu
d'épithéme , & on en lave les parties corrodées &
brûlées , les yeux attaqués d'inflammation séche &
fort ardente. Quelques-uns même font usage de
cet épitheme dans la céphalalgie , sur tout la febrile
symptomatique : pour moi , je pense que cet épithéme & les autres frontaux rafraichissans ne réus-
sissent pas aussi bien dans ce dernier cas , parce
qu'il empêche la transpiration fort nécessaire qui
se fait à la tête , & qu'il fait assez souvent rentrer
en dedans les humeurs viciées , ou au moins qu'il
contribue beaucoup à les y faire rentrer.

§. III.

Les quatre semences que nous venons de décrire
sont nommées les quatre grandes semences froides,
& on appelle celles de laitue , de scariole , de
pourpier & de plantin , les *quatre petites semences*
froides. Les trois premieres sont fort analogues
aux grandes par leur nature , leur principe & leurs
vertus ; c'est donc avec raison qu'on les a nommées
froides. Quant à la semence de plantin , comme
ses principes sont assez terreux & qu'elle
est plutôt légérement astringente que rafraichis-
sante , il est mieux de la mettre au nombre des simples terreux légérement austeres. On en use ordi-

nairement dans les mêmes maladies que dans celles dans lefquelles on fait ufage des grandes, & on en fait de même des émulfions avec des eaux appropriées. Ces femences font néanmoins fi petites qu'on n'en peut ôter l'écorce, & on les écrafe entieres ; c'eft pourquoi on peut les prefcrire en plus grande dofe dans la même quantité d'eau.

§. IV.

Le principe dominant du *Chenevi* a tant de rapport avec celui de ces femences, que nous avons cru devoir en parler ici. Le chenevi a effectivement une vertu tempérante affez confidérable ; c'eft un fpécifique fur tout dans l'agrypnie, la manie, l'ictere, l'orgafme de la femence de l'homme, & de la liqueur qui s'écoule des parties de la femme, la gonorrhée bénigne & la pollution nocturne fréquente. On la fait prendre ordinairement en émulfion, plus rarement en décoction, & on l'applique affez fouvent en forme d'épithéme fur le front & les tempes, pour calmer la douleur de tête & provoquer le fommeil.

CHAPITRE V.

Des semences de Lin & de Fenu-grec.

§. I.

LA graine de *Lin* est oblongue, ronde, applatie, polie, d'un fauve-rouge éclatant, d'une saveur mucilagineuse huileuse & doucinâtre, sans odeur singuliere ; elle est remplie d'une huile temperée onctueuse, & on en use tant intérieurement qu'extérieurement pour amollir, adoucir & tempérer. On la fait entrer dans les lavemens, les fomentations, les épithémes humides, les cataplasmes, les onguents & les emplâtres, & elle produit de fort bons effets sous l'une ou l'autre de ces formes, dans la sécheresse des parties, la brûlure, les tumeurs froides endurcies, les douleurs de colique, la cardialgie, la nephrétique, les douleurs histériques, les hémorrhoïdes, la passion iliaque, l'obstruction du ventre, la suppression d'urine & les autres semblables affections. On la fait prendre intérieurement en décoction avec de l'eau & dans une légere décoction d'avoine : on en use souvent avec succès dans la péripneumonie, la vraie pleurésie, la dysenterie, le calcul, les érosions des conduits, les poisons corrosifs minéraux, &c. Nous ne devons cependant pas taire qu'on donne la préférence à l'huile que l'on tire par expression de cette graine, & qu'on la fait très-ordinairement entrer dans les onguents.

§. II.

Les semences oblongues, applaties, anguleuses & jaunâtres du *Fenu-grec*, sont un peu differentes de celles de lin & des autres dont nous avons parlé dans le Chapitre précédent ; elles ont en effet une odeur balsamique forte & en quelque façon disgracieuse, & avec cela un goût farineux-mucilagineux-huileux, un peu amer adoucissant, qui se manifeste sur tout sur la fin ; d'où il paroît que ses principes actifs sont non-seulement fixes & grossiers huileux-mucilagineux, mais encore volatils spiri-tueux-inflammables, fort tendres & très-odorans. La substance huileuse-mucilagineuse fort remplie de molécules volatiles, entre en si grande quantité dans la composition de ce mixte, qu'une seule once de semence peut donner une lenteur remarquable à une livre entiere d'eau, pourvû qu'on fasse cet extrait à une douce chaleur & lui donner l'air d'huile d'amandes douces. Si on fait évaporer len-tement l'infusion aqueuse, il reste une masse jau-nâtre fort grasse, fort émolliente, d'une odeur disgracieuse & balsamique spécifique, d'une saveur mucilagineuse-huileuse balsamique & un peu amere sur la fin. Une once en a fourni six gros & huit grains.

§. III.

On ufe avec beaucoup de fuccès d'une décoction légere de ces femences, pour amollir les parties folides trop defléchées, ferrées, roides, pour adoucir les parties rongées, lubrifier les conduits & ce qui y eft renfermé, émouffer & envelopper les parties âcres corrofives, & même pour difcuter affez puiffamment : cette décoction a de plus quelque vertu anodine. On fe fert néanmoins de ces femences plus extérieurement qu'intérieurement. On les fait entrer dans les épithémes, les cataplafmes, les onguents & les emplâtres, pour amollir en général les abfcès, les tumeurs dures, la roideur des ligamens, &c., & pour adoucir les parties corrodées & tout récemment brûlées : on les fait auffi entrer, en plus petite quantité néanmoins, dans les clyfteres dont on fe fert dans les éprintes, les douleurs des hémorrhoïdes, la dyfenterie, &c.

CHAPITRE VI.

Du Cacao.

§. I.

LE *Cacao.* Ce font des noyaux de la groffeur & de la forme des amandes, oblongs, arondis, dont l'écorce eft mince, dure, fragile, fpadicée ou d'un roufsâtre-noirâtre; qui renferment une fubftance féche, dure, épaiffe, grisâtre-rougeâtre, qui cependant n'est pas continue, mais divisée en plusieurs petites parties inégales, d'une saveur un peu grasse-huileuse, en même tems un peu amere & légérement austere.

§. II.

L'arbre qui produit les noyaux dont nous venons de parler, croît en abondance dans le Méxique, la Guatimale, la Nicarague, la Cube, la Jamaïque, les autres cantons & les autres Isles de l'Amérique. *Hermandès* appelle cet arbre, *Arbor cacari* & *cacarifera ;* ceux du pays le nomment *Cacahua-quahuilt* & *Cocoatal.* Il fleurit deux ou trois fois par an. Il se plaît dans les forêts & les autres endroits humides, & à l'ombre ; il se dessèche dans les endroits élevés & trop exposés à l'ardeur du soleil. Il ne pousse gueres à plus de cinq pieds de hauteur, c'est ce qui fait qu'il n'est pas si étendu. Ses feuilles sont membraneuses, polies, larges de neuf ou dix pouces, pointues, fort semblables aux feuilles de citron. Les fleurs sont d'un jaune-pâle à cinq pétales en rose. A ces fleurs succédent des fruits qui ont la forme de melon ou plutôt de concombre, longs environ d'un demi-pied, épais de trois ou quatre pouces, sillonés de neuf ou dix côtes saillantes, remplis de verrues, se terminant en pointe, d'abord d'un verd blanchâtre, puis jaunâtre ; & enfin lorsqu'ils sont parfaitement mûrs, d'une couleur d'écarlatte foncée, émaillés de petits points jau-

nâtres. Chacun de ces fruits renferme environ
trente noyaux environnés d'un peu de pulpe blanche, fucculente, doucinâtre. Lorfque la double
écorce commune qui les enveloppe vient à s'ouvrir,
les habitans du pays les ôtent dans le tems qui
convient, les nétoyent & les font deffécher.

§. III.

Il y a plufieurs efpéces d'arbres & de fruits de
cacao. Les arbres ne different que par leur grandeur, l'étendue & l'épaiffeur de leurs feuilles & de
leurs fruits ; le pays qui produit ées fruits met
encore quelque difference entre les noyaux. Le
cacao le plus gros vient de la Nicarague. Celui qui
eft plus fec & d'une faveur plus agréable paffe
pour le meilleur; le moins eftimable vient des Ifles ;
il a un goût moins gracieux, quoiqu'il foit d'ailleurs plus huileux que celui de Nicarague.

§. IV.

Le cacao au premier afpect paroît d'abord affez
aride ; il eft néanmoins fort rempli d'une huile
effentielle douce & temperée. On tire, à ce que dit
M. *Geoffroy*, d'une livre de ces amandes écrafées,
échauffées, & par le moyen d'un preffoir, d'abord
deux onces d'huile onctueufe ; puis en faifant
bouillir le marc avec un peu d'eau, on en fait
fortir trois onces & deux gros & demi, ce qui fait
en tout cinq onces & deux gros & demi : on en
exprime encore une plus grande quantité, fi on en

délaye une livre dans huit onces d'eau bouillante ; après l'avoir auparavant bien écrasée avec une pierre chaude. En effet, lorsque cette masse est épaissie en forme de pulpe épaisse, il s'éleve à la surface une grande quantité de matiere huileuse épaisse, que l'on ôte peu à peu, qui s'endurcit comme du suif, & pese au moins neuf onces. Ce sont sans doute des molécules acides-terreuses fort tendres, qui entrent dans la composition du cacao, qui donnent à cette huile toute sa grossiereté & sa consistence ; séparées qu'elles sont en bouillant, leur partie plus tendre se mêle aux parties huileuses.

§. V.

On ne fait pas ici usage du cacao en substance, & on use simplement du *chocolat* que l'on prépare ordinairement avec le sucre, la vanille & le cacao, parce qu'il est fort recommandable non seulement à cause de son goût gracieux & nourrissant, mais encore par sa vertu analeptique adoucissante & aphrodisiaque ; il fait beaucoup de bien sur tout aux personnes maigres, convalescentes d'une longue maladie, qui ont langui ou eu de grandes hémorragies, aux hétiques, &c. On croit néanmoins le chocolat plus salutaire, si on boit par-dessus de l'eau pure & froide pour emporter les parties visqueuses qu'il laisse dans l'estomac.

CHAPITRE VII.

Du Lait.

§. I.

LE *Lait* des animaux est une liqueur huileuse-aqueuse agréable, douce & fort tempérante, ou un chyle qui se change en sang un peu avant que de s'en séparer, ce qui fait qu'il a beaucoup de rapport avec les émulsions artificielles.

§. II.

Il est composé d'une huile onctueuse très-douce, d'un sel aigrelet, d'une terre tendre & de beaucoup d'eau. La douce fermentation par laquelle il passe dans un lieu un peu chaud, découvre parfaitement bien tous ces élémens & les fait voir en bien peu de tems. En effet, une fois que leur union naturelle est détruite, les parties huileuses les plus douces s'élevent à la surface & y forment la crême; les parties salines-acides sont sur tout dans le petit lait. Le caillé est composé des parties terreuses unies avec les huileuses & les salines grossieres.

§. III.

La quantité relative du phlegme & de la substance terreuse-saline-huileuse la plus solide, n'est pas la même dans le lait de differens animaux. En effet, suivant *Hoffmann*, douze onces de lait de vache que l'on fait dessécher par une lente évapo-

ration,

ration , fournit une once & cinq gros de matiere
féche , grumeleufe & jaunâtre. Une égale quantité
de lait de chevre en fournit une once & quatre
gros & demi , & enfin une égale quantité de lait
d'âneffe & de femme ne donne qu'une once de
matiere folide ; ce que donne le lait de femme eft
jaunâtre , & ce qui provient du lait d'âneffe eft
blanc , d'un goût doucinâtre. Tout cela fait donc
voir qu'une livre de lait d'âneffe & de femme , qui
en ce cas-ci eft fort analogue au lait d'âneffe , fourniffent chacune une once d'eau & fimplement une
once de matiere folide ; qu'il fort d'une livre de
lait de vache dix onces trois gros d'eau , & une once
cinq gros de matiere folide ; qu'enfin l'on tire
d'une livre de lait de chevre dix onces trois gros &
demi d'eau , & une once quatre gros & demi de
matiere folide ; ce qui fait voir manifeftement que
le lait de femme & d'âneffe eft plus fluide que celui
de vache & de chevre , puifqu'il s'y trouve moins
de fubftance folide.

§. I V.

La maffe folide féche & grumeleufe qui refte
après la parfaite évaporation du lait , diffoute dans
de l'eau pure au moyen d'une douce coction , ne
paffe jamais entierement à travers le filtre , & il en
refte deffus une plus ou moins grande quantité ,
fuivant la qualité du lait : par exemple , une once
cinq gros de cette matiere grumeleufe tirée par

l'évaporation d'une livre de lait de vache, laiſſé ſur le filtre une once & trois gros & demi de ſub-ſtance groſſiere caſeuſe, ſi bien qu'il ne s'en diſ-ſout qu'un gros & demi, qui, ſuivant que nous l'apprend *Hoffmann*, paſſe à travers le filtre, parce qu'elle eſt unie avec l'eau : le lait de vache cadre parfaitement bien de ce côté avec le lait de chevre ; car l'once de ſubſtance qui reſte après l'évapora-tion d'une livre de lait d'âneſſe, ſe diſſout preſque entierement dans l'eau bouillante, de maniere qu'il ne reſte ſur le filtre qu'un gros & demi de matiere qui ne peut ſe diſſoudre, tandis que les autres ſix gros & demi traverſent le filtre avec l'eau ; neuf gros de ſubſtance ſéche qui reſte d'une livre de lait de femme, étant diſſous dans de l'eau bouillante, paſſent auſſi en grande partie à travers le filtre, ſi on excepte trois gros de matiere caſeuſe qui reſte ſur le filtre. Nous voyons par toutes ces analyſes que le petit lait d'âneſſe & de femme ſont remplis d'une bien plus grande quantité de ſub-ſtance ſolide & active ſucrée, ou huileuſe-ſaline, que le petit lait de vache & de chevre, toutes pro-portions gardées.

§. V.

M. *Homberg* a diſtillé ſéparément differentes eſpéces de lait, & il a obſervé que la liqueur aqueuſe & aqueuſe-acide qui ſort du lait de vache & de chevre, avoit une odeur d'arriere-faix récent

un peu brûlé, & qui par conséquent n'étoit point
disgracieuse ; qu'au contraire la liqueur tirée du
lait d'ânesse étoit plus disgracieuse, sentoit le rance & avoit l'odeur de vieux onguent. Il a outre
cela remarqué que la partie huileuse butireuse du
lait de vache, étoit à sa partie caseuse dans le rapport de un à un & $\frac{1}{17}$; du lait d'ânesse, dans celui
de un à quatre ; du lait de chevre comme un à un.
Voyez les Mémoires de l'Académie royale des
Sciences, année 1712.

§. VI.

Quoique le lait frais ait une fluidité convenable
& qu'il soit fort analogue au chyle ; que par conséquent il pût presqu'entierement passer dans le
sang sans subir aucun changement ; il est néanmoins fort probable que l'acide qu'il renferme,
l'expose à quelques précipitations dans les premieres voyes. En effet, les petits enfans & les jeunes
animaux qui tétent encore & ne vivent que du lait
de leur mere, rendent tous les jours une assez
grande quantité d'excrémens, qui, à ce que je
pense, proviennent principalement des parties
caseuses les plus grossieres du lait précipité qui les
forment. Cette précipitation doit nécessairement
être plus considérable dans les adultes, qui boivent
du vin & de la bierre, & se nourrissent d'alimens
qui renferment une plus ou moins grande quantité
d'acide explicite ou implicite, ce qui fait qu'il se

forme peu à peu dans les premieres voyes une faburre grossiere, qui devient nuisible sur tout aux
personnes délicates. Il est donc fort à propos pour
les malades qui se mettent au lait, de quelque
espéce qu'il puisse être, de débairasser d'abord
les premieres voyes de la grande quantité de crudités pituiteuse-acides qui s'y trouvent renfermées,
d'avoir de tems en tems cette précaution, & de
s'abstenir soigneusement, pendant l'usage du lait,
de toutes sortes d'acides.

§. VII.

Le lait frais l'emporte sur la plûpart des alimens
que l'on tire des animaux, à cause de sa fluidité &
de la faculté admirable qu'il a de nourrir. Ce n'est
pas un des moindres médicamens internes analeptiques, édulcorans, adoucissans; c'est là pourquoi des personnes hétiques, phthisiques, maigres,
vieilles, séches, qui ne peuvent dormir, rhumatisantes, gouteuses, scorbutiques, maniaques, &c.,
en usent par fois avec beaucoup de succès, si elles
le prennent à propos, sur tout si elles le mêlent avec
quelques eaux minérales ou d'autres ingrédiens
capables d'en faciliter ou d'en corriger l'effet;
l'usage extérieur du lait tiede est outre cela fort
recommandable à cause de sa vertu émolliente;
c'est ce qui fait qu'on s'en sert fort souvent &
qu'on le fait entrer dans les lavemens, les cataplasmes, les épithémes humides, les fomenta-

tions émollientes, adouciſſantes & anti-ſpaſmodiques.

CHAPITRE VIII.

Du Blanc de baleine & des graiſſes ordinaires des animaux.

§. I.

LE *Blanc de baleine* eſt une ſubſtance tendre, douce au toucher, blanche, fort ſemblable au ſuif ordinaire par ſa forme & ſa conſiſtance, qui cependant n'eſt point onctueuſe, mais plus friable, d'une ſaveur modérément graſſe & viſqueuſe, d'une odeur foible, adipeuſe, ſpécifique & qui n'eſt point diſgracieuſe. Lorſqu'il n'eſt pas bien préparé ou qu'on le conſerve trop long-tems dans un lieu chaud, il devient jaune & un peu rance, défaut que l'on peut lui ôter en le purifiant de nouveau de la maniere que nous l'allons dire.

§. I I.

Cette ſubſtance cétacée n'eſt ni l'écume de la mer, comme l'ont cru quelques Anciens, ni une eſpéce de bitume minéral, ni le ſperme de la baleine, ni une graiſſe ordinaire, mais le cerveau de l'orca, ou de la baleine dentée ; le cerveau d'une ſeule baleine adulte peſe quelques centaines de livres & ſe trouve fort huileux, comme il l'eſt dans les autres poiſſons. La premiere préparation confifte donc à en féparer l'huile liquide qui s'y trouve. Voici comme l'on s'y prend. On le met d'abord dans un fac de lin, & on l'y laiffe pendant quelque tems pour que l'huile la plus liquide s'en fépare peu à peu ; puis on le paffe fous le preffoir dans un autre fac fait de gros crins, & on en fait fortir l'huile avec plus de force. Tout cela étant fait, on le jette dans une leffive froide préparée avec de l'eau fimple, de la chaux-vive & des cendres gravelées ; on l'y remue de tems en tems avec un bâton, jufqu'à ce qu'il foit fuffifamment purifié ; puis on l'ôte & on le lave bien dans de l'eau propre, on le fait fécher doucement à l'ombre, & enfin on le coupe par grands & petits morceaux, tels qu'on les voit dans nos boutiques.

§. III.

Le blanc de baleine, a, comme je l'ai dit ci-devant, beaucoup de rapport avec le fuif des quadrupedes, fi ce n'eft qu'il eft plus fec, moins gras & huileux ; il ne s'y trouve aucun fel volatil explicite, comme l'ont prétendu quelques-uns, & l'odeur foible qu'il a, dépend fimplement de fes parties huileufes tendres. Il ne peut s'unir avec l'eau, comme les graiffes ordinaires ; il fe fond néanmoins d'abord dans l'eau chaude, & il a la fluidité de l'huile jufqu'à ce qu'il foit refroidi dans l'eau. L'efprit de vin le mieux rectifié ne peut le diffoudre, & il n'en extrait, moyennant une douce digeſtion, qu'un peu d'huile ſubtile, qui fait à peu près la huitiéme partie de ſon poids. Lorſqu'on le fait diſtiller à feu ouvert dans une cornue, il ſe diſſout en une huile claire d'une nature butireuſe, & paſſe entierement dans le récipient ſans laiſſer de tête-morte. Il s'éleve auſſi ordinairement avec l'huile un peu de phlegme, que l'on ne doit point du tout regarder comme un des principes conſti-tutifs du blanc de baleine, & qui ſans doute s'y inſinue lorſqu'on le lave, comme nous l'avons dit ci-deſſus, & reſte dans ſes pores après qu'il eſt deſ-ſéché, parce qu'on le fait ſécher doucement.

§. IV.

Il a une vertu adouciſſante, lubrifiante, tempé-rante, émolliente, anti-ſpaſmodique & anodine, admirable; c'eſt pourquoi on en fait très-fréquem-ment uſage dans la vraie & la fauſſe angine, l'en-roüement, la toux, l'aſthme, le catharre ſuffo-quant, la pleuréſie, la cardialgie, la colique, l'obſtruction du ventre, les douleurs des hémor-rhoïdes, la nephrétique, la ſtrangurie, les épreintes, la dyſenterie, la paſſion hiſtérique, les douleurs de ventre des enfans, les autres affections ſpaſmodiques convulſives. La plûpart lui croyent auſſi une grande faculté réſolutive; mais je ne puis lui reconnoître cette vertu conſiderée comme telle, parce que la réſolution qu'il paroît quelquefois produire, dépend uniquement, comme je le penſe, de toutes les autres vertus dont nous avons parlé ci-devant. On en use intérieurement depuis un demi-scrupule jusqu'à un gros sous differentes formes ; car tantôt on le prend en substance avec un jaune d'œuf, ou dans du bouillon, ou dans du thé ; d'autres fois on le fait entrer en plus ou moins grande quantité dans les électuaires, les poudres, &c. ; il entre aussi dans les onguents & les emplâtres émolliens, adoucissans, anti-spasmodiques & anodins.

§. V.

Les autres graisses des animaux sont en partie plus dures & plus épaisses, & on les appelle *Suifs*, & en partie plus liquides, & on leur donne le nom de *Graisses*. Les suifs sont entr'autres, celui de cerf, de bouc, de vache, de bœuf & de mouton ; on peut mettre encore de ce nombre la moëlle des cuisses des jeunes veaux. Les graisses sont la graisse humaine, celle de chien, de porc, d'oye, de poule & de vipere. Les suifs & les graisses ont toutes les vertus nourrissantes, émollientes, adoucissantes, dont nous avons parlé ci-devant dans le Chapitre II. Cependant les suifs sont généralement parlant plus adoucissans, & les graisses plus émollientes. On s'en sert plus extérieurement qu'intérieurement, & il est très-ordinaire de les faire entrer dans les onguents. Je ne dirai rien ici de leur usage particulier, vû que c'est à peu près le même dans toutes les espéces que j'ai indiquées, & qu'on peut d'ailleurs très-facilement les déduire de leur maniere générale d'opérer & les déterminer par ce moyen. Quelques Auteurs attribuent à quelques-unes de ces graisses, certaines vertus spécifiques ; mais ces prétendues vertus ne sont pas aussi singulieres qu'on pourroit le penser, si on excepte la vertu ophthalmique admirable de la graisse de vipere ; c'est pourquoi nous ne nous y arrêterons pas ici. Cette graisse de vipere entre dans le fameux onguent ophthalmique, que le très-sçavant M. *Hans Sloane* a communiqué dans un petit ouvrage, & c'est d'elle qu'il tient sa principale vertu. En voici la recepte. Prenez une once de tutie préparée, deux scrupules de pierre hématite préparée, douze grains du meilleur aloës, quatre grains de perles préparées, & autant de graisse de vipere qu'il en faut pour faire l'onguent.

Outre les olives, la semence d'ancolie, &c., on peut mettre encore la cire au nombre des médicamens dont il est question dans cette Section. En effet, cette substance singuliere ne peut se dissoudre entierement dans l'eau ni dans l'esprit de vin, fournit dans la distillation qu'on en fait une quantité remarquable d'huile grasse butireuse fort temperée, qui appliquée extérieurement sur les parties desséchées, dures & resserrées, les amollit & les relâche admirablement, calme les douleurs,

adoucit les parties folides rongées & les nerfs
même dépouillés, s'oppofe & remédie aux gerçures des lévres & des papilles des mammelles, a
outre cela une vertu anodine admirable dans la
douleur des hémorrhoïdes. C'eſt cette huile qui
fait employer la cire dans la plûpart des emplâtres.

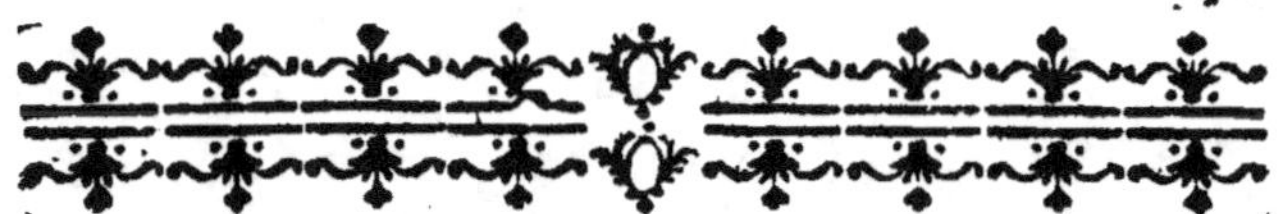

MATIERE MÉDICALE.

SECTION QUINZIEME.

Des insipides & des doucinâtres, mucilagineux &
gélatineux.

CHAPITRE PREMIER.

*De la nature, de la différence, & des vertus des
Gélatineux & des Mucilagineux en général.*

§. I.

C'Est du régne animal que se tirent les médicamens gélatineux, & le végétal fournit les
mucilagineux. Nous avons dit dans la seconde
Section, dans laquelle il a été question des terreux
& des terreux-gélatineux, tout ce qu'il est nécessaire de sçavoir sur le caractere & les vertus des
gélatineux ; il ne nous reste donc ici qu'à nous
étendre sur les mucilagineux insipides & doucinâtres, tant odorans que sans odeur.

§. II.

Le *Mucilage* qui conſtitue le principe actif unique ou au moins le principal des ſimples dont il eſt ici queſtion, eſt une ſubſtance polie, viſqueuſe, temperée, ſoluble dans l'eau, & outre cela ſi fixe au feu, qu'elle ne peut s'élever dans la diſtillation humide, ou dans l'évaporation à vaiſſeau découvert, juſqu'à ce que ſa compoſition ſoit entierement détruite. Il eſt compoſé d'une terre tendre, d'une grande quantité de phlegme, d'un acide ſubtil & d'une petite quantité de ſubſtance inflammable, ou ſimple tendre, ou groſſiere huileuſe. Les parties aqueuſes & terreuſes dominent ordinairement, & il entre une moins grande quantité de parties ſalines-onctueuſes-huileuſes, ou ſalines-inflammables-ſubtiles dans la compoſition de ces mixtes ; cependant la proportion des élémens n'eſt pas la même dans tous les mucilagineux, & il ſe trouve dans ceux-ci un peu plus de ſubſtance huileuſe inflammable ſimple, & dans ceux-là plus de terre & d'eau. C'eſt là pourquoi on diviſe en général le mucilage des végétaux, en huileux, en aqueux & en terreux. On trouve, par exemple, un mucilage huileux dans les fleurs de camomille ordinaire ; celui des oignons de lis & de la racine de guimauve eſt aqueux, & enfin la racine de grande conſoude, le bled, l'orge, l'avoine, &c. en ont un mucilage terreux.

§. III.

Quelques-uns de ces simples ont outre ce mucilage un certain sel moyen embarraſſé dans les parties viſqueuſes ; d'autres ont un principe ſubtil exhalable, odorant, balſamique. Ce ſel tient de la nature du ſel marin, ou du nitre très-tendre embryoné, qui monte inſenſiblement par les racines avec le ſuc nourricier, & ſe mêle avec le mucilage ; c'eſt là pourquoi on ne le trouve pas toujours dans ces plantes, parce que cela dépend du terrein dans lequel elles pouſſent, ſuivant que ce terrein eſt privé, ou rempli de ſel culinaire ou de nitre. L'autre principe ſingulier, qui eſt ſeulement inhérent au mucilagineux odorant, eſt ſimplement inflammable dans les uns, & huileux-inflammable dans d'autres ; c'eſt là pourquoi il ſe conſomme plus ou moins vite en s'exhalant, ſuivant qu'il eſt plus ou moins ſubtil.

§. IV.

La partie *gélatineuſe* des animaux eſt aſſez du caractere du mucilage des végétaux, ſi ce n'eſt qu'au lieu de ſel aigrelet, il entre dans ſa compoſition un certain ſel moyen ammoniacal, fort tendre, & une bien plus grande quantité de ſubſtance huileuſe, plus épaiſſe. Nous avons parlé aſſez amplement dans la Section ſeconde de ce qu'il eſt néceſſaire d'en ſçavoir. Voyez cette Section.

§. V.

Les gélatineux & les mucilagineux sont fort
analogues aux remédes gras, huileux & onctueux,
par rapport à leurs vertus & aux usages qu'on en
fait en médecine. En effet, leur mucilage fait que
la liqueur gastrique les dissout promptement, &
l'extrait qui s'en fait nourrit plus ou moins, re-
donne de la souplesse & de la fléxibilité aux parties
solides dures, roides, desséchées ; adoucissent celles
qui sont rongées, lubrifient les fluides endurcis,
réparent le mucus qui enduit naturellement les
parois des conduits, émoussent les sels âcres, les
enveloppent & les temperent, donnent une systase
convenable aux humeurs trop fines, calment &
adoucissent par cette differente maniere d'opérer,
les mouvemens trop grands, les douleurs & les
spasmes. Tout ceci du reste ne doit être pris que
dans certaines bornes : en effet, quoiqu'on puisse
attribuer à chacun de ces simples toutes les vertus
générales dont nous venons de parler, il est cependant plus que certain que la plûpart, comme le
bled, l'avoine, &c., & les gelées des animaux, sont
plus nourrissans ; que d'autres, tels que les oignons
de lis, la racine de guimauve, sont plus émolliens
& lubrifians ; d'autres, comme la semence de psyl-
lium & de coin, adoucissent plus efficacement ; que
d'autres enfin comme la racine de grande consoude
& la gomme adragant, sont bien plus incrassans.

§. VI.

Il est constant par tout ce que nous venons de dire, qu'on peut faire usage tant intérieurement qu'extérieurement de ces simples pour la guérison de plusieurs maladies differentes. On en use intérieurement en décoction, en infusion, &c.; ils sont sur tout d'un excellent secours dans les fièvres lentes & hétiques, les inflammations érésipelateuses, le scorbut, les affections artrithiques & rhumatiques chaudes, l'épilepsie idiopatique produite par des impuretés fort âcres, adhérentes aux nerfs & aux membranes; dans les spasmes douloureux, la nephrétique, l'ardeur d'urine, la strangurie, la passion hypochondriaque & histérique, le soda (espéce de mal de tête), la dysenterie, le cholera, la diarrhée acide - pituiteuse, les venins caustiques-minéraux & végétaux, l'érosion de l'estomac & des intestins, les épreintes, l'ulcere des reins & de la vessie, l'endurcissement des excrémens, &c. On les fait entrer extérieurement dans les lavemens, les épithémes, les cataplasmes, les fomentations, les bains & les demi-bains, dont on se sert avec beaucoup de succès dans la cardialgie, la colique, les douleurs de la pierre, les hernies incarcerées, les tumeurs froides des glandes, la roideur des ligamens, la rigidité-paralytique des membres, les cors aux pieds, les ganglions, les gerçures du bas-ventre & des mammelles, l'érosion

des parties de la génération , dans les fleurs blanches continuelles , l'érofion de l'uréthre , dans la
gonorrhée virulente, les brûlures , l'endurciffement
des excrémens & les autres maux de cette efpéce ,
que l'on doit fur tout combattre & adoucir par des
remédes émolliens & adouciffans.

CHAPITRE II.

*Des racines de Guimauve , de Mauve , & des
Oignons de lis.*

§. I.

LA *racine de Guimauve* eft oblongue , de la
groffeur du doigt , divifée en rameaux , un
peu ligneufe , d'un pâle cendré en dehors , blanchâtre en dedans , d'une faveur mucilagineufe ,
fans aucune odeur fenfible.

§. I I.

Elle eft compofée de parties terreufes , réfineufes & mucilagineufes. Le mucilage mérite plus
d'attention que les autres principes, conftitue une
grande partie du poids, & va ordinairement à trois
gros & quelques grains pour une once de racine.
Il eft fort émollient , lubrifiant , temperé & affez
fin. En effet, l'infufion aqueufe pénétre , lentement
à la vérité, le papier brouillard , & laiffe lorfqu'on
la fait évaporer, une maffe d'un jaunâtre fale onctueux , fans odeur , fort émollient & lubrifiant.
Nous

Nous ne devons cependant pas taire que cette maſſe eſt d'un goût mucilagineux & quelquefois ſalé très-doux.

§. III.

La fineſſe du mucilage de cette racine fait que non ſeulement on l'employe dans les lavemens, les bains, les épithémes, les cataplaſmes & les onguents émolliens, anti-ſpaſmodiques, anodins, &c., mais encore on en uſe intérieurement en forme de décoction, pour adoucir, lubrifier, temperer, dans le cholera, la dyſenterie, l'éroſion du goſier & de l'eſtomac, l'ictere ſpaſmodique, la ſtrangurie, l'ulcere des reins, les douleurs de la pierre, les épreintes, la toux âcre ſalée, les poiſons corroſifs. On en uſe depuis un demi-gros juſqu'à deux.

§. IV.

Les *Oignons de lis*, la racine de mauve, tant ſauvage que des jardins, ſont analogues par leur nature & leurs vertus, à celle de guimauve; cependant on les employe plus fréquemment, ſur tout les oignons de lis, dont le mucilage eſt un peu plus groſſier, intérieurement qu'extérieurement. Les feuilles de guimauve & de mauve ſauvage, de même que les fleurs de lis, de ſureau & de melilot, ſont peu differentes, ſi ce n'eſt que le mucilage qui entre dans leur compoſition eſt plus fin que celui des racines dont nous venons de parler, &

qu'outre cela ſes fleurs fraiches ſont garnies d'un principe volatil odorant balſamique, ſuſceptible d'une plus ou moins grande expenſion, qui s'exhale néanmoins de ces fleurs à meſure qu'elles ſe ſéchent, ſur tout des fleurs de lis & de ſureau, ſi bien qu'on ne doit preſque dans la ſuite n'y faire aucune attention.

<hr>

CHAPITRE III.

De la racine de grande Conſoude.

§. I.

LA *racine de grande Conſoude* eſt oblongue, ſurculeuſe, ordinairement de la groſſeur du poucé, noire en dehors, blanchâtre en dedans, d'une ſaveur muqueuſe mucilagineuſe, ſans aucune odeur ſenſible. Cette plante vient d'elle-même dans les lieux humides, pouſſe ſa fleur pourprée, monopétale & comme en forme de cloche, en Mai & en Juin.

§. II.

Il entre dans ſa compoſition naturelle des parties terreuſes, groſſieres, réſineuſes & une grande quantité de mucilagineuſes. Le mucilage dont il y a environ ſix gros dans une once de racine deſſéchée, eſt inſipide, ſans odeur, & ſi épais qu'il ne peut paſſer à travers le filtre ſans qu'on l'en exprime : outre cela, on ne l'extrait jamais entierement par la digestion, & on est obligé pour cet effet de faire bouillir cette racine sur la fin.

§. III.

Les Médecins rationels de nos jours ne font aucun usage intérieur de cette racine (quoiqu'on en vante beaucoup la décoction dans la dysenterie, l'hémopthisie, la phthisie, l'ulcere des reins & de la vessie), parce que le mucilage qu'on extrait est si épais, qu'il peut facilement obstruer les vaisseaux absorbans & les autres, & charger l'estomac. On l'employe extérieurement dans les cataplasmes & les emplâtres agglutinans traumatiques, & fort souvent avec succès dans les ruptures des membranes, les hernies, les fractures des os & les differentes blessures des parties. On la fait aussi quelquefois entrer, cependant en l'envelopant dans un linge, dans les lavemens dont on se sert dans la dysenterie, pour adoucir & émousser.

CHAPITRE IV.

De la racine de Scorsonnaire.

§. I.

LA racine de *Scorsonnaire* est oblongue, quelquefois de la grosseur du petit doigt, d'autres fois grosse comme un tuyau de plume, d'une couleur pâle en dehors ou ferrugineuse, blanche en dedans, d'une saveur doucinâtre & mucilagineuse, sans odeur : on cultive cette plante dans nos jardins, & elle vient naturellement en Espagne, dans les forêts & les lieux champêtres ; c'est là pourquoi on l'appelle vulgairement scorsonnaire d'Espagne. La racine toute fraiche arrachée est fort remplie d'un suc doucinâtre laiteux, qui se desséche peu à peu, & acquiert par la suite du tems une saveur un peu amere fort douce : elle se carie outre cela très-facilement ; c'est pourquoi il vaut toujours mieux se servir de la racine fraiche & rejetter entierement celle qui est cariée & trop vieille.

§. II.

La racine fraiche entiere & bien desséchée, est remplie d'une grande quantité de principes fixes, tant résineux que gommeux, doucinâtre & fort temperée ; cependant la portion gommeuse ou la mucilagineuse l'emporte un peu sur la résineuse, par sa quantité, sa douceur & la faculté qu'elle a de nourrir. En effet, le premier extrait aqueux dont on tire environ cinq gros d'une once de racine, est fort onctueux au toucher, d'une odeur foible & gracieuse comme du pain d'épice, d'une couleur fauve, d'un goût doux mucilagineux. L'extrait spiritueux ne pese que deux gros & deux scrupules, se trouve simplement d'un goût doucinâtre, fort légérement mêlé de balsamique doux & gracieux.

On met cette racine au nombre tant des alimens que des médicamens analeptiques, adouciſſans & tempérans ; on en uſe avec beaucoup de ſuccès dans l'hectiſie, la phthiſie, le ſcorbut, la toux âcre ſalée, l'éroſion des parties internes, la dyſenterie, la pierre, l'iſchurie, les fiévres ardentes, les affections galeuſes arthritiques & rhumatiques, & toutes les autres maladies qui proviennent de l'âcreté des humeurs. La plûpart des Auteurs vantent auſſi beaucoup ſa vertu aléxi-pharmaque ; mais comme on ne peut rien déduire de ſemblable de la nature de ſes principes, je la crois ou entierement imaginaire, ou au moins fort petite. On la preſcrit en décoction dans de l'eau depuis un gros juſqu'à une demi-once, ou on l'employe dans les bouillons gras. On vend cette racine confite dans les boutiques.

CHAPITRE V.

De la ſemence de Pſyllium & de Coin.

§. I.

LA *ſemence de Pſyllium* ou d'herbe aux puces, eſt petite, oblongue, polie, brillante, fort ſemblable à des poux par ſa forme, d'une couleur fauve ou fauve-rouge éclatant, d'une ſaveur mucilagineuſe nauſieuſe & un peu âcre ſur la fin, fans odeur. La plante qui donne cette femence croît d'elle-même en France, en Italie & dans quelques endroits incultes de l'Allemagne : on la cultive auffi dans les jardins.

§. I I.

Le principe mucilagineux de cette femence, auquel nous devons uniquement nous arrêter par rapport aux ufages qu'on en fait en médecine, eft fin, temperé, fort coulant ; il renferme néanmoins quelques particules âcres, falines, très-tendres. L'infufion aqueufe eft de couleur d'or, couleur qu'elle tire plus de l'écorce que du mucilage même ; elle n'a aucune odeur, & elle eft d'un goût purement mucilagineux un peu nauféeux ; elle eft fi déliée qu'elle pénetre en grande partie le papier brouillard, quoiqu'elle paroiffe affez onctueufe & gliffante au toucher. La petite portion qui refte, & qui eft d'une confiftance groffiere, doit être exprimée doucement à travers un linge. Il refte après une douce évaporation, une maffe fale en apparence, d'un fauve-noirâtre, d'une odeur foible nauféufe, d'une faveur mucilagineufe, mêlée d'une âcreté fubtile. Cette femence eft remplie de ce mucilage, dont une petite quantité, un fcrupule, par exemple, peut donner environ à quatre onces d'eau une confiftance gluante & onctueufe.

§. I I I.

Cette femence lubrifie, adoucit & tempere très-

puissamment ; il est néanmoins très-rare qu'on la
fasse prendre intérieurement à cause de son âcreté
cachée & suspecte, en quelque façon caustique ;
mais on use ordinairement extérieurement de
l'extrait de ce mucilage dans l'enrhoüement, l'â-
creté du gosier, l'angine, les gerçures des lévres,
de la langue, des mammelles & du bas-ventre,
l'ophthalmie séche, la brûlure, & les autres érosions des parties solides : on la fait aussi quelquefois entrer dans les lavemens dont on se sert dans
la dysenterie & les épreintes.

§. IV.

Les *semences de Coin* sont en quelque façon
analogues à celles d'herbe aux puces, par rapport
à leur principe mucilagineux ; elles n'ont cependant point aucune âcreté subtile caustique, & sont
plus gracieuses & bien plus sûres. Le mucilage
dont elles sont remplies se dissout & s'extrait
facilement à l'eau froide & en peu de tems, pourvû
que les semences soient légérement écrasées ; donnent sur le champ à l'eau une forme & une con-
sistance de gelée blanchâtre, pourvû cependant
qu'on observe une juste proportion entre la quantité d'eau & celle des semences que l'on employe.
Il ne faut qu'un peu de semence pour beaucoup
d'eau ; car j'ai observé plus d'une fois qu'un gros
de semence avoit tellement empreint presque
trois onces d'eau d'un mucilage doucinâtre & fort

temperé, qu'elle ne pouvoit presque plus couler. Si on évapore doucement cette infusion un peu épaise, elle exhale continuellement une odeur gracieuse, fort semblable à celle que rendent les noyaux de cerises écrasés ou du chocolat fait au lait ; enfin elle prend une couleur d'un fauve sale & pâle, conserve neanmoins son premier goût temperé doucinâtre & mucilagineux. Un gros de semence a fourni environ un demi-gros d'extrait.

§. V.

Ce mucilage adoucit fort bien les parties solides, rongées, gersées, brûlées ; lubrifie les conduits, les met à couvert des agacemens que leur peuvent causer ce qu'ils renferment, épaissit un peu les humeurs trop fines, enveloppe, émousse & tempere l'acrimonie saline, telle qu'elle puisse être ; c'est pourquoi on l'employe non seulement extérieurement pour corriger les vices dont nous avons parlé §. III., mais on en fait aussi très-fréquemment usage intérieurement, ou en substance ou mêlé avec des sirops & avec d'autres véhicules, appropriés dans l'érosion du gosier & de l'estomac, la dysenterie, la toux salée, âcre, l'hectisie, le scorbut, l'ulcere des reins, la strangurie, les poisons caustiques, &c.

CHAPITRE VI.

De l'Orge & de l'Avoine.

§. I.

L'Orge fert non feulement de nourriture aux animaux, mais encore elle a été mife depuis bien du tems au nombre des médicamens; elle renferme en effet dans fa fubftance groffiere farineufe, un principe fubtil & doucinâtre mucilagineux, ordinairement mêlé d'un certain fel nitreux embryoné, très-tendre & rafraichiffant; néanmoins cette matiere folide n'eft pas un des vrais principes conftituans & néceffaires du mucilage; ce n'eft que l'eau qui l'extrait d'un terrein fumé, fe porte dans la plante avec le fucre nourricier, & fe perd enfuite en paffant dans la fubftance mucilagineufe. Nous ne ferons donc pas grande attention à ce principe falin pour déterminer les vertus de l'orge.

§. II.

En la faifant bouillir doucement avec de l'eau fimple jufqu'à ce qu'elle foit crevée, il ne s'en détache qu'une fubftance mucilagineufe, tendre, & il ne refte que la farineufe qui eft plus groffiere. Elle communique à fon menftrue des vertus admirables, adouciffantes, tempérantes & rafraichiffantes; c'eft pourquoi on ufe très-fréquemment

des ptifannes, ou des décoctions d'orge & d'avoine,
qui font ordinairement d'un très-bon fecours dans
un grand nombre de maladies, fur tout dans les
fiévres continues de quelque genre qu'elles puiffent
être, les inflammations, les hémorragies exhorbitantes, les rhumatifmes, les affections fpafmodiques & arthritiques, le fcorbut, la manie, l'obftruction des vifceres, la pierre, la dyfenterie, la
toux, l'afthme, &c. Nous devons cependant ajoûter
encore que les vertus médicinales de ces décoctions, non feulement dépendent de leurs qualités
adouciffantes, tempérantes & rafraichiffantes,
mais encore de la faculté qu'elles ont de délayer,
facultés qu'elles tiennent de leurs menftrues
aqueux. On peut, fi on le juge à propos, confulter
la Bromographie de *Lower*, dans laquelle il s'eft
étendu fur l'ufage admirable de la décoction d'a-
voine.

§. I I I.

On employe auffi ces grains extérieurement ;
car on fe fert très-fouvent de l'avoine fricaffée, ou
feule, ou mêlée avec des bayes de génévrier, de
laurier, la femence de cumin, le fel ordinaire &
autres femblables. On l'enferme dans des fachets,
& on l'applique un peu chaude fur le ventre, dans
les coliques venteufes & les paffions hiftériques, &
fur les autres parties pour calmer les douleurs
afthmatiques. On fait quelquefois entrer la farine

d'orge & d'avoine dans les emplâtres, ou fimplement ou cuite avant en pâte avec de l'eau, pour
faire mûrir les abfcès, les furuncles, &c. Je ne dis
rien des autres ufages de la farine d'orge & d'a-
voine, tout le monde en étant parfaitement bien
inftruit.

CHAPITRE VII.

De la Gomme arabique & adragant.

§. I.

LA *Gomme arabique* eft une fubftance féche,
dure, fragile, ordinairement réunie en grumeaux arrondis, de la groffeur d'une noix, ou
même plus gros ou plus petits, un peu inégaux,
raboteux, & comme ridés en dehors, polis en
dedans, brillans, tranfparens, formant rarement
de petites maffes oblongues, droites & quarrées,
ou torfes comme l'éruca tourné fur lui-même.
Elle eft d'une couleur ou blanchâtre, ou d'un
jaune-pâle, ou roufsâtre, d'une faveur vifqueufe,
infipide, fans odeur. La gomme tranfparente,
brillante, blanche ou d'un jaunâtre-pâle, eft bien
meilleure, & on regarde la roufsâtre & fale comme
la plus vile; auffi ne s'en fert-on que pour des
ufages méchaniques.

§. II.

On l'apporte d'Egypte, d'Arabie & de certaines

côtes d'Afrique , où elle coule d'elle-même des fentes de l'écorce du tronc & des branches du vrai acacia. Cette gomme est parfaite , & se dissout toute entiere dans l'eau simple ; les huiles ni l'esprit de vin ne la peuvent dissoudre ; elle ne s'enflamme point au feu , & ne fait que s'y dissiper peu à peu en fumée & se change en charbon. Lorsqu'on la fait distiler dans une cornue & qu'on en détruit la composition naturelle , il s'en éleve d'abord une grande quantité de phlegme limpide , insipide , sans odeur ; puis une liqueur acide roussâtre , & enfin un peu de liqueur alkaline qui s'est formée pendant l'opération , en huile tant fine que grossiere. Il ne reste dans la cornue qu'une masse noire , charboneuse , qui fait. environ la quatrieme partie de tout le poids , & qui calcinée fortement dans un creuset au feu de reverbere , donne des cendres desquelles on peut tirer en les lavant un peu de sel alkali.

§. I I I.

On l'employe intérieurement & extérieurement dans differentes affections , sur tout dans la phthisie , l'hectisie , l'hémoptisie , la toux , les catharres âcres , l'enrhoüement , la fausse angine , le scorbut , la dysenterie , l'ardeur d'urine , la stranguria & l'exulcération des reins , parce qu'elle adoucit les parties rongées , qu'elle émousse , enveloppe & tempere l'acrimonie des humeurs , épaissit un peu

les fucs trop fins, répare le mucus naturel de l'eftomac, des inteftins & des autres conduits. On en
ufe intérieurement dans des poudres, des trochifques, des électuaires, des décoctions & des infufions, ou en fubftance, ou diffoute auparavant dans
l'eau, depuis un fcrupule jufqu'à un gros ; elle
entre dans les gargarifmes, les collyres, les lotions,
les onguents & les lavemens : on en faupoudre
auffi les ulceres remplis d'une humeur ichoreufe
cauftique.

§. I V.

La *Gomme adragant* eft une fubftance gommeufe féche, néanmoins un peu filante, à demi
tranfparente, tantôt réunie en grumeaux, tantôt
en filamens longs, quarrés, differemment entre-
laffés, vermiculaires, d'une couleur blanchâtre,
roufsâtre ou noirâtre, fans aucune odeur, d'un
goût inert & vifqueux. On doit la choifir pure,
blanche, vermiculaire, & rejetter celle qui eft
fale, roufsâtre & noirâtre. La plante dont le
tronc & les rameaux jettent en partie d'eux-mêmes
ce fuc gommeux, & en partie lorfqu'on en a
ouvert l'écorce, pouffe en Gréce, dans l'Ifle de
Crète & en Afie.

§. V.

Cette gomme cadre avec la gomme arabique,
par fa nature, fes qualités & fon ufage, fi ce n'eft
qu'il entre plus d'acide, de terre & moins d'huile

dans fa compofition , & qu'elle eft parconféquent d'une confiftance plus vifqueufe ; elle s'enfle beau-coup lorfqu'on la fait macérer dans l'eau , & fe change en un mucus denfe & épais , qui ne peut prefque fe diffoudre , quelque grande quantité d'eau que l'on verfe deffus ; c'eft pourquoi on s'en fert intérieurement & extérieurement plus pour épaiffir que pour adoucir , & les Apothicaires en mettent fur tout dans leur fucre & leurs poudres , en rotules , en machicatoires , en trochifques & en pilulles.

§. VI.

On peut mettre au nombre de ces gommes celle de cerifier , de prunier , de pommier , de pêcher & d'abricotier , de même que cette gomme d'Afrique qu'on appelle *Senega* ou *Senica* , parce qu'elles approchent beaucoup de la gomme arabique , par leur forme extérieure , leur confiftance , leur carac-tere & leur vertu. On peut très-facilement les y fub-ftituer pour l'ufage qu'on en fait en médecine , toutes les fois qu'on le croit néceffaire.

CHAPITRE VIII.

De l'Ichthyocolle & des autres Suifs gélatineux des animaux.

§. I.

L'*Ichthyocolle* est une gelée épaisse, semblable à une membrane, d'un blanc jaunâtre ou blanche, d'une saveur glutineuse, sans odeur. On fait bouillir, pour la former, les boyaux, l'estomac, la vessie, la peau, & même les barbes & la queue d'un certain grand poisson qu'on nomme *Huso*, & qui se trouve volontiers dans le Pont-Euxin, le Danube, & plusieurs autres grands fleuves de la Russie & de la Tartarie. Après avoir suffisamment fait épaissir le bouillon, on le verse sur une planche polie & frottée de graisse ; en refroidissant, il s'endurcit en lames minces comme membraneuses.

§. II.

Elle est plus d'usage dans les arts méchaniques qu'en médecine. On peut néanmoins s'en servir avec succès dans la dysenterie, la diarrhée, & les autres maladies dans lesquelles on se sert des incrassans & des adoucissans de cette classe, en la faisant dissoudre dans du vin ou de l'eau, par le moyen de la coction ou de la digestion : on use par cuillerées de cette décoction ou de cette infusion tiéde ; on la fait principalement entrer dans les lavemens , sur tout dans ceux dont on se sert dans la dysenterie pour adoucir les douleurs.

§. III.

Les autres gelées que l'on tire des animaux comme celle d'yvoire , de corne de cerf , de pieds de veaux , ne méritent ici aucune considération particuliere·, parce qu'elles sont d'un usage si fréquent qu'elles sont très-connues , & qu'outre cela les vertus médicinales singulieres que nous avons attribuées en général aux gélatineux , chapitre II, leur conviennent parfaitement bien. Je crois simplement devoir avertir que ces gelées sont plus fines & plus tendres que l'ichthyocolle , & qu'elles lui sont bien préférables du côté de l'usage qu'on en peut faire en médecine.

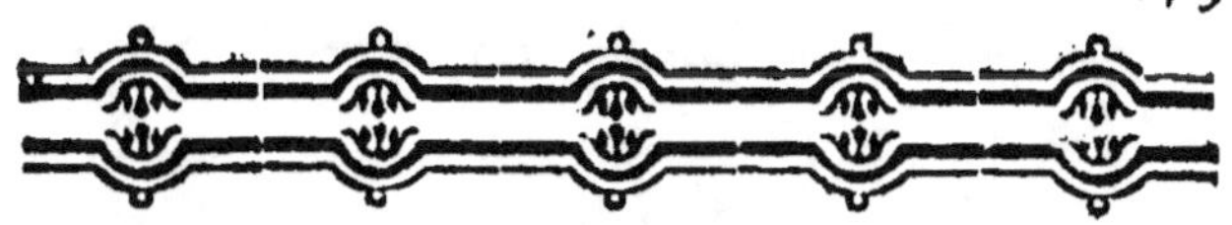

MATIERE MÉDICALE.

SECTION SEIZIEME.

Des sulphureux secs, des mercuriaux, des sulphureux mercuriaux, des sulphureux régulins, des métaux, des demi-métaux & des terres martiales.

CHAPITRE PREMIER.

Du Souphre commun.

§. I.

LE *Souphre commun* est un concret minéral, salin, inflammable, dur, sec, pulvérisable, condensé ordinairement en masse oblongue, épaisse, cilindrique, d'une couleur jaunâtre, citrine ou verdâtre-jaunâtre, sans saveur ni odeur, à moins qu'on ne le brûle ou qu'on ne le pile fortement dans un mortier. Il y a aussi du souphre rougeâtre, rouge, d'un jaune-rougeâtre & gris; mais on ne fait jamais usage de ces espéces en médecine, à

cauſe des parties arſénicales ou terreuſes qui y
ſont mêlées.

§. II.

Quoique le ſouphre minéral , de quelque couleur qu'il ſoit , ſoit un produit de la nature ; cependant comme il arrive fort ſouvent qu'il a beſoin
du ſecours de l'art pour être ſéparé , c'eſt ce qui le
fait diſtinguer en naturel & en factice. On en
compte deux eſpéces de naturel , & trois de factice.
Le ſouphre vif eſt , ou parfaitement pur ou impur ;
l'impur ſe tire dans l'Italie , l'Iſlande , & dans d'autres endroits , des mines de ſouphre , ou même autour des montagnes qui jettent feu ; il eſt mêlé
de differens récrémens terreux , ſabloneux , pierreux & d'autres ordures ; il a par conſéquent beſoin
d'être purifié avant qu'on en puiſſe faire uſage. Le
ſouphre pur & à demi-tranſparent , eſt d'une couleur ou citrine , ou rougeâtre , ou rouge ; néanmoins
cette rougeur n'eſt pas propre au ſouphre , & ne
doit s'attribuer qu'à la ſubſtance arſenicale qui y
eſt mêlée ; par conſéquent plus ce rouge eſt foncé , & plus il y a d'arſenic ; de maniere que le ſouphre d'un rouge foncé doit plutôt être regardé
comme un arſenic rouge , que comme une eſpéce
de ſouphre. On met au nombre des ſouphres fac-
tices , le ſouphre citrin ou jaune-verdâtre , le ſouphre commun jaune-jaunâtre & verdâtre-jaunâtre ,
& le ſouphre cabalin. Le ſouphre diſtillé paſſe

dans des vaiſſeaux de terre que l'on met ſous les monceaux de pyrites martiales & de marcacites ſulphureuſes mercurielles, que l'on met ſur des morceaux de bois pour les faire brûler à l'air, à Goſlard & dans d'autres endroits. Le ſouphre commun ſe vend dans les boutiques, & ſe ſépare par le moyen de la ſublimation, dans des cornues de fer ou de terre, ſuivant la méthode que M. *Hinckele* a décrite dans ſa *Pyritologie*, de pyrites graſſes & des autres marcacites, métalliques ſulphureuſes ; on le tire auſſi en partie des foſſes que forment ces pyrites en monceaux, lorſqu'elles ſont embraſées, ſoit qu'elles s'affaiſſent d'elles-mêmes, ou que les ouvriers y en creuſent. Ils les y forment lorſque le feu a produit aſſez d'effet ſur la mine pour qu'elle ſoit devenue molle ; le ſouphre fondu les remplit peu à peu, & on l'en retire avec des cuillers de fer ; d'où il paroît que ce ſouphre & le ſouphre diſtillé ne different en rien, pourvû qu'on ait eu ſoin de le faire refondre une ſeconde fois & de le purifier de toutes les immondices qui ſe dépoſent. Le *Souphre cabalin* ſe forme enfin des excrémens qui tombent au fond lorſqu'on fait fondre le ſouphre commun pour le purifier ; il n'eſt preſque d'aucune utilité, ſinon que ceux qui guériſſent les maladies des chevaux en font prendre à ces animaux, & c'eſt là d'où il a tiré le nom de *Cabalin*.

§. I I I.

Le souphre minéral pur est composé simplement de deux principes très-étroitement unis ensemble, sçavoir, d'une substance inflammable tendre, & d'un acide minéral primitif & fort pesant, qu'on appelle vulgairement acide vitriolique. Les exemples de syncrese & de dyacrese en sont des preuves : en effet, il se sépare, comme je l'ai rapporté ailleurs plus au long, du foye de souphre, au moyen d'une calcination douce, lente & à vaisseau ouvert, une partie inflammable qui s'exhale peu à peu, si bien que le seul acide restant forme avec l'alkali fixe un sel neutre fort semblable au tartre vitriolé, qui néanmoins venant à être fondu avec de la poussiere de charbon, reprend sa forme de foye & son premier caractere. Les Chymistes sçavent d'ailleurs très-bien que l'on tire un esprit qui a l'odeur & le caractere du souphre, en faisant distiller par la cornue la masse terreuse-résineuse noirâtre qui reste après la distillation de l'huile & de l'esprit de vitriol dulcifié, de même que des huiles, des résines & des gommeux combinés avec l'huile de vitriol ; que même si on procede comme il convient dans cette analyse, il s'en sublime un vrai souphre analogue au minéral. Je ne rapporterai pas ici toutes les expériences que j'ai pour confirmer ce fait, & je me contenterai d'ajoûter qu'il y a beaucoup d'acide dans le souphre, & qu'il n'entre que très-peu de principe inflammable dans fa compofition, quoiqu'il s'enflamme très-facilement & qu'il fe confomme entierement une fois qu'il eft enflammé. En effet une livre, fuivant *Neumann*, n'en fournit pas deux gros, & tout le refte qui va à plus de quinze onces & fix gros, eft un fel acide fort pefant.

M. *Homberg* reconnoît dans le fouphre miné-ral, outre le phlogiftique & l'acide vitriolique, beaucoup d'une terre fimple groffiere & un peu de métallique. Je ne ferois pas néanmoins de ce fenti-ment, & je croirois volontiers que cet Auteur s'eft trompé dans fon procédé qu'il décrit dans les Mémoires de l'Académie royale des Sciences, année 1703. En effet, il s'eft fervi de fouphre impur, & il a verfé deffus une affez grande quantité d'huile de térébenthine ; c'eft ce qui donne lieu non feu-lement de foupçonner, mais encore fait claire-ment connoître que les molécules de cuivre qui fe font trouvées dans ce fouphre impur, n'étoient que des corpufcules hétérogênes & non des principes conftitutifs de ce fouphre, & que la terre noire qu'il a enfuite fait vitrifier avec le borax en un verre gris-fauve, provenoit en grande partie, pour ne pas dire entierement, de l'huile de térébenthine qui eft remplie de terre.

§. I V.

Les menftrues lixivieux ne font que diffoudre

superficiellement le souphre, quoiqu’on l’y faſſe
bouillir fort & pendant long-tems ; l’eau & l’eſprit
de vin ne peuvent en rien détacher, ſi ce n’eſt
quelques molécules inflammables très-tendres,
qui ne peuvent ſe réunir & ſe condenſer en une
maſſe viſible. Il ſort de même des parties odorantes
du ſouphre, lorſqu’on le pile pendant quelque
tems dans un mortier, ou à ſec, ou humecté avec
de l’eau, & qu’on le place dans un lieu chaud où il
ne puiſſe cependant que s’échauffer ſans couler, ni
ſe ſublimer ; c’eſt ce qui fait connoître que le ſouphre minéral donné en poudre, ou ſes fleurs, ne
peuvent ſe diſſoudre dans l’eſtomac, que leur partie groſſiere ne peut enfiler les vaiſſeaux abſorbans
ni les lactés, & qu’il n’y a qu’une très-petite quantité des particules inflammables plus tendres, odorantes, détachées peu à peu par l’action du ſuc
gaſtrique, de la chaleur & du mouvement périſ-
taltique, & rendues volatiles par ce moyen, qui
puiſſent pénétrer dans le ſang en s’exhalant par les
conduits dont nous venons de parler.

L’infuſion ſpiritueuſe de ſouphre pulvériſé reſſemble à l’eſprit de vin pur par ſa couleur, ſa ſaveur & ſon odeur, & elle ne laiſſe rien de remarquable après qu’on l’a fait évaporer ; néanmoins ſi
on laiſſe dans un endroit chaud le vaſe de verre
dans lequel étoit cette infuſion, il ne laiſſe pas,
quoique bien ſec, d’avoir pendant aſſez long-tems

une odeur affez forte de fouphre ; d'où il eft manifefte qu'il fe fépare quelque chofe par la digeftion des particules très-tendres qui ne peut former
de maffe fenfible.

§. V.

La plûpart des Auteurs attribuent au fouphre des
vertus adouciffantes, émouffantes & pectorales, &
on le regarde comme un fpécifique, fur tout dans la
phthifie, la toux âcre falée, l'afthme produit par
l'effet des métaux, la gale, le fcorbut, les douleurs
de la pierre, la dyfurie & la colique faturnine,
l'urine épaiffie, &c. ; mais s'il m'eft permis de dire
ce que j'en penfe, je crois qu'on ne doit pas trop
compter fur tous ces éloges. Je lui reconnois volontiers une vertu adouciffante dans les maladies
qui ont leur foyer dans l'eftomac & les inteftins ;
mais je n'oferois afsûrer que cette vertu s'étendît
jufqu'au fang, à la lymphe, aux poûmons, aux
reins, &c. En effet, fi les particules de fouphre
pulvérifé ne peuvent pénétrer dans les vaiffeaux
fanguins & lymphatiques, & qu'il n'y ait qu'une
très-petite quantité de particules odorantes, ou
que des élémens les plus tendres inflammables qui
puiffent arriver par inhalation dans les humeurs
circulantes, je ne vois pas à quoi on doit attribuer
tous les effets qu'on lui fait produire dans le poû-
mon, la trachée artere, les reins, &c. On s'en fert
extérieurement dans les ulceres ichoreux & la

gale, mais c'eſt ſans beaucoup de ſuccès ; & même dans cette derniere maladie, il produit très-ſouvent un mauvais effet, ſi on allie, comme on le fait ordinairement, le ſouphre avec des huileux & qu'on l'applique en forme d'onguent, parce que ces ſortes d'onguents épais bouchent les pores de la peau, ſont rétrograder en dedans les matieres qui devoient être ſéparées, ou au moins ils en ſont une occaſion.

CHAPITRE II.

De la poudre de Lycopodium.

§. I.

LA *ſemence de Lycopodium* eſt une poudre très fine, très-légere, fort ſéche, très-douce au toucher, inflammable, jaunâtre, ſans ſaveur & ſans odeur. On la tire en Août & en Septembre de petits cloux écailleux de la mouſſe *terreſtris clavati* C. B. qui croît dans les lieux ſecs & ſabloneux de la Pologne, de la Lithuanie & de l'Ukraine. Les habitans du pays en uſent en décoction, comme d'un ſpécifique ſingulier, & le font entrer dans l'onguent dont on ſe ſert dans le plica polonica.

§. II.

Cette poudre très-tendre eſt d'une nature tout-àfait ſinguliere, & n'eſt compoſée que de terre & d'une matiere ſubtile, huileuſe - inflammable,

comme les expériences & les obfervations fui-
vantes nous l'apprendront plus amplement.

1°. Les menftrues aqueux & aqueux-falins ne
peuvent la pénétrer, & il n'en extrayent rien de
remarquable, quelque forte & longue qu'ait été la
digeftion par laquelle ils ont paffé ; mais l'eau fimple ou falée dont on s'eft fervi pour cet effet, traverfe le filtre toute claire ; toute la maffe de la
poudre refte fans aucun changement remarquable,
& enduit de toute part les parois intérieures du papier brouillard. Si on verfe deffus une quantité fuffi-
fante d'eau froide, les molécules fe raffemblent &
s'uniffent fi près à près, qu'elles forment une petite
peau à la furface, de maniere qu'on peut porter le
doigt jufqu'au fond fans le mouiller.

2°. L'efprit de vin le plus rectifié acquiert par
une douce digeftion une couleur fine jaunâtre, &
cependant ne laiffe au fond après la filtration &
une évaporation entiere, qu'une pouffiere très-
tendre, dont la quantité eft fi petite, fi on n'a employé qu'une petite quantité de poudre de pied de
loup, qu'on n'en peut déterminer le poids.

3°. Elle nage d'abord fur l'eau forte, mais par
le moyen de la digeftion & en fecouant fréquemment le vafe, elle tombe en grande partie au fond
fans qu'il s'en diffolve ou qu'il s'en extraye aucune
partie. En effet, la liqueur affoiblie avec de l'eau
fimple, puis filtrée, eft auffi claire que l'eau

pure ; enfin en y verfant de l'huile de ⬤tre par
défaillance, elle devient d'un jaune foible & fe
trouble un peu. Le lendemain elle redevient tranfparente, & même plus qu'elle ne l'étoit ; elle eft
d'une couleur d'or clair, & il fe trouve au fond
une matiere blanchâtre faline-terreufe qui s'y précipite imperceptiblement ; fi on fait deffécher cette
matiere, après avoir décanté la liqueur, elle paroît
d'une couleur blanchâtre – jaunâtre & fe trouve
d'un goût foible falé. Si on diffout une partie de
ce fédiment dans de l'eau fimple, il lui donne une
couleur jaunâtre. La partie la plus groffiere blanchâtre terreufe refte dans le fond, fans être diffoute.

4°. Les lixivieux concentrés faits d'alkalis fixes,
ne détachent prefque rien de cette poudre ; ils
paroiffent fimplement d'un jaune-pâle après la
digeftion & la filtration, & ils ne dépofent prefque
rien, quoiqu'on y verfe un acide.

5°. Si on en jette fur du nitre fondu, elle détone
un peu, & elle s'allume fur le champ fi on en fouf-
fle par un petit tuyau fur la flamme d'une bougie ;
elle s'y confomme même fi promptement qu'elle
fert à donner une explication phyfique des éclairs ;
elle ne s'enflamme point jettée fur les charbons
ardens, elle fe diffipe partie en fumée & fe change
partie en charbon terreux.

6°. Si on la fait diftiller à fec, elle rend, fuivant

Neumann, une quantité confidérable d'huile empyreumatique, & laiffe auffi dans la cornue une
grande quantité de tête morte.

§. III.

On la met ordinairement au nombre des médicamens adouciffans, anodins & fédatifs; & elle
réuffit affez bien, à ce qu'on croit, depuis quelques grains jufqu'à un fcrupule, dans l'épilepfie,
la douleur nephrétique, l'érofion de l'eftomac &
des inteftins, les douleurs de ventre & la cardialgie des enfans, la toux & le fcorbut; mais j'efpere
que ceux qui feront attention aux expériences que
nous venons de rapporter, s'appercevront facilement fi ces prétendues vertus font bien ou mal
fondées. Pour moi, je ferois plus volontiers de
l'avis de ceux qui les nieroient que des autres, mais
non pas fans reftriction. Il me paroît en effet probable que cette poudre peut en adouciffant & en
émouffant, être de quelque fecours dans les douleurs de ventre & les autres maladies femblables
de l'eftomac & des inteftins; mais je n'ofe afûrer
qu'elle puiffe être falutaire dans les autres dont la
caufe eft dans le fang, la limphe & les autres vifceres éloignés, parce qu'elle ne fe diffout point
dans l'eftomac & qu'il ne s'en extrait rien de fingulier, & que par conféquent il ne s'en porte que
très-peu, ou, pour mieux dire, rien d'actif dans les
humeurs; elle eft plus adouciffante employée ex-

térieurement, & je la croirois fort bonne dans les écorchures & les durillons, & fur tout dans les ulceres ichoreux.

§. IV.

La *Poudre jaune* qui fe trouve dans les chatons de coudrier, d'aune, &c. & dans les coques du pin & du fapin, eft de la même nature & a les mêmes vertus ; on eftime cependant plus la poudre des chatons de coudrier que celle des autres, & on la préfere, fans trop de raifon, à la poudre de pied de loup dans l'épilepfie.

CHAPITRE III.

Du Mercure.

§. I.

LE *Mercure* eft un demi-métal, fluide, fec, très-mobile, tout volatil, a un feu fort, le corps le plus pefant après l'or, & auffi brillant que l'argent. On le diftingue en mercure *vierge* & en mercure *ordinaire*. Le mercure ordinaire vient d'Efpagne, de Bohême, de Hongrie, de Carnie, du Pérou & de quelques autres cantons, où on le fépare par la diftillation *per defcenfum*, en partie d'une mine dure & pierreufe, en partie d'une glébe foffile plus molle, fulphureufe, limoneufe, argillacée, &c. Le mercure vierge fe trouve tout féparé dans les mines, quoique rarement, & on peut le puiſer, ſans beaucoup de peine, dans les endroits où il s'eſt réuni de lui-même.

§. II.

On ne connoît pas encore bien les vrais élémens de ce demi-métal, quoique les Chymiſtes l'ayent fait paſſer par bien des épreuves & qu'ils ayent fait de ſcrupuleuſes recherches ſur ſa mixtion ſingu-liere. Il paroît néanmoins peu de conſéquence ici que tout ceci ſoit bien connu ou non, puiſque le mercure ne ſe diſſout jamais radicalement dans les corps animés, c'eſt-à-dire qu'il ne s'y reſoud point dans ſes parties conſtitutives; qu'il s'y diviſe ſimplement en très-petits globules homogênes, pénetre & parcourt ainſi les vaiſſeaux toujours entier, & vient ſortir par les orifices ouverts de la peau, des glandes, &c., ſans avoir ſouffert d'autre altération que la diviſion.

§. III.

Pris par la bouche, il ne paſſe jamais de l'eſto-mac & des inteſtins par les vaiſſeaux lactés & les veines abſorbantes, & il s'écoule par l'anus & ſort ſans avoir ſouffert aucun changement ſingulier & ſans perdre de ſon poids. Il s'inſinue admirable-ment bien par les pores de la peau ou, pour mieux dire, par les orifices des vaiſſeaux inhalans & ab-ſorbans dans les humeurs circulentes, & pénetre juſqu'aux recoins les plus intérieurs du corps, ſoit qu'on le donne en fumigation ou qu'on en faſſe

un onguent avec de la graiſſe que l'on fait entrer
en en frottant la peau pendant quelque tems ; c'eſt
ce que font aſſez voir les ouvriers qui employent
le mercure , & les malades que l'on traite de la
vérole.

§. I V.

Il ſaiſit promptement les ſels acides , il peut ſe
faire par conſéquent qu'il agiſſe dans le corps, ſur
tout dans un corps mal ſain , non ſeulement en
preſſant fortement & en abſorbant, à cauſe de ſa
grande peſanteur, mais encore en aiguillonnant
très-vivement, en piquant & en inciſant, une fois
que les parties acides adhérentes & unies plus
étroitement à ſes molécules globeuſes , lui donnent beaucoup d'àcreté & même un caractere
corroſif ; c'eſt auſſi là pourquoi il produit de très-
bons effets pris d'une façon ou de l'autre ; dans la
paſſion iliaque déſeſperée , dans la vérole & toutes
ſes dépendances , dans les affections galeuſes , les
tumeurs froides des glandes , les ganglions , les
tophus , les fongus , le chancre caché , &c. ; on le
regarde même comme ſpécifique dans quelques-
unes de ces maladies , dans la petite-vérole , par
exemple , & la gale. Je n'ajoûterai rien ſur la vertu
anthelmintique que pluſieurs lui attribuent , d'autant que cette vertu eſt fort douteuſe ; car quoique
le mercure doux ſoit un ennemi déclaré des vers,

on ne peut pas conclure qu'il en ſoit de même du mercure vif.

* * *

CHAPITRE IV.

Du Cinnabre naturel.

§. I.

LE *Cinnabre naturel* eſt un concret ſulphureux mercuriel, ſec & peſant, d'un fort beau rouge lorſqu'il eſt purifié & bien pulvériſé, ſans odeur & ſans goût.

§. II.

La pharmacie a vû ſucceſſivement trois eſpéces de cinnabre, l'un naturel, l'autre factice & le cinnabre d'antimoine. Quelques-uns même en ajoûtent une quatrieme eſpéce, qu'ils appellent cinnabre de lune. Ils vont encore plus loin, & ils prétendent qu'on pourroit préparer un ſemblable cinnabre de tous les métaux, par la même méthode, en les changeant néanmoins ſuivant que chaque métal demanderoit à l'être pour former ce concret. Le cinnabre naturel, qui fait ici notre principal objet, ſe tire des mines dans la Carinthie, la Styrie, la Carniole, la Bohême, l'Andalouſie & la Biſcaye, deux Provinces d'Eſpagne ; dans la Hongrie & le Pérou : on en tire encore des morceaux plus ou moins gros, purs & impurs, que l'impétuoſité des eaux détache ſous terre, entraîne ensuite à la surface, ou on les pêche dans le sable des rivieres & des fleuves; on les lave pour les bien nétoyer & on les vend tels qu'ils sont. On trouve, par exemple, près de Sclane, village de la haute Hongrie, des mines fort riches de mercure & de cinnabre, d'où on tire tous les ans une grande quantité de mercure. Ce qu'on en tire a la forme d'une terre onctueuse & d'une pierre de differente couleur, aussi l'appelle-t-on mine de mercure onctueuse, miniée, rouge, grise, jaune, &c. On écrase ces matieres sous des pilons de moulins faits exprès, puis on lave la matiere onctueuse-sabloneuse qui en résulte, dans des foyers plans, un peu inclinés & couverts d'un drap, afin que l'eau qui s'écoule doucement le long du plan incliné du foyer, entraîne avec elle la terre inerte & les autres parties plus légeres hétérogênes, & qu'on puisse amasser les molécules de cinnabre que la pesanteur fait s'engager dans les filets du drap, pour les laver de nouveau dans de petits réservoirs & les avoir plus purs. C'est là l'espéce de cinnabre qu'on appelle cinnabre lavé, & on en tire beaucoup de mercure par la distillation *per descensum.* Les gens du peuple de ces endroits tirent encore beaucoup de cinnabre des ruisseaux voisins de ces mines; ils en tirent le sable & le lavent dans des réservoirs. Il s'en trouve de petits & de grands morceaux qui sont quelquefois plus grands, plus purs, transparens

comme

comme un rubis, auſſi eſt-ce la meilleure eſpéce de
cinnabre naturel. Quelques payſans font des foſſes
ſur le bord des ruiſſeaux, & tirent d'une terre li-
moneuſe, en la lavant, des morceaux de cinnabre
qu'elle contient. Quelquefois d'autres en trouvent
des grains & même des morceaux par fois aſſez
gros dans les champs, ou ils en tirent de la terre
dans differens endroits, le nétoyent & le vendent.
Quant aux differentes eſpéces de cinnabre, toutes
celles que l'on peut préparer avec le mercure & le
prétendu ſouphre des métaux, ne doivent point
être miſes au nombre des vrais concrets cinnaba-
rins. En effet, les métaux purs ne renferment pas
un ſouphre ſemblable au ſouphre ordinaire, mais
il entre dans leur compoſition une ſubſtance phlo-
giſtique bien plus ſubtile & bien plus ſimple, dont
on peut former avec le mercure un vrai cinnabre.
Tous ces produits ne fourniſſent donc autre choſe
qu'un mercure ſublimé par un feu très-violent
après la ſolution & la précipitation ; ils ne tiennent
par conſéquent pas leur couleur rouge & l'air
qu'ils ont de cinnabre, du ſouphre métallique qui
s'y unit, mais uniquement des particules acides de
l'eſprit de nitre qui ſont élevées avec les globules
du mercure & y ſont fermement adhérentes ; c'eſt
ce qu'a fort bien prouvé le Docteur *Hermann* dans
les Actes de Breſlaw, année 1720.

Section XVI.

§. III.

Il n'y a presque pas de difference entre les differentes espéces de cinnabre naturel du côté de leurs
élémens & de leurs parties constitutives ; mais le
cinnabre naturel pur, celui d'antimoine & le factice ordinaire, sont composés de mercure vif & de
souphre ordinaire dans une proportion telle que
sur environ sept à huit parties de mercure, il n'y
en a qu'une de souphre. En effet, nous devons regarder comme des contes de vieilles & des songes
d'alchymistes tout ce qu'on nous raconte du souphre solaire, des molécules d'or qui se trouvent
dans le cinnabre naturel de Hongrie que l'on tire
assez près des mines d'or, de même que du souphre
plus pur & du vitriol anodin du cinnabre d'antimoine. J'en appelle ici aux analyses des Chymistes modernes, & je pourrois même citer ma propre
expérience ; car j'ai ressuscité avec beaucoup de
circonspection du cinnabre tant naturel que factice, & je n'ai rien trouvé d'étranger ni de different sur les principes que j'en ai tiré ; ils étoient
parfaitement semblables par leur forme, leur couleur & leurs autres propriétés. C'est aussi là le
sentiment d'*Hoffmann*, qui en parlant de la ressem-
blance du souphre ordinaire avec le souphre d'antimoine, dit, le souphre que l'on tire de cette
façon de l'antimoine, cadre avec le souphre ordinaire par toutes ses propriétés : en effet, si on le

fait fondre avec le sel de tartre, il forme une masse rougeâtre de laquelle on tire, en versant dessus de l'esprit de vin le mieux rectifié, une teinture qui ne differe en rien de celle de souphre. Si on fait dissoudre dans de l'eau le foye de souphre & que l'on verse du vinaigre sur la dissolution, il se précipite un lait de souphre. Si on le mêle avec le vif-argent, il se sublime aussi en cinnabre, &c.

§. IV.

Les parties sulphureuses séparent les globules du mercure qui y sont mêlées & les environnent, comme l'écorce fait un noyau ; ces globules sont plongés dans le souphre comme le miel dans les ruches, de maniere qu'ils ne peuvent se réunir en une masse, & que rien au-dehors ne peut les attaquer, les ronger ou les dissoudre de toute autre façon avant que l'écorce de souphre soit rompue & séparée. Ceux donc qui pensent avec *Lemery* que les parties acides du souphre s'attachent fermement aux globules du mercure, en laissant le phlogisti-que, me paroissent être dans l'erreur. En effet, si cela arrivoit, le mercure devroit en être un peu rongé, & le cinnabre avoir nécessairement quelque goût & un caractere en quelque façon corrosif ; c'est néanmoins ce qu'on n'a jamais observé, & le cinnabre est tout-à-fait insipide & sans âcreté. Ainsi les parties entieres de souphre ne font qu'environner les globules divisés du mercure, empê-

chent par ce moyen qu'ils ne fe réuniſſent en une
maſſe, qu'ils ne fe diſſipent en vapeurs & qu'ils ne
fe féparent par un feu violent. Ce n'eſt pas là feulement la vertu du fouphre minéral, mais encore
celle de toutes les autres fubſtances réſineuſes,
graſſes, onctueuſes, &c.; & on ſçait qu'on ôte au
mercure ſa mobilité en l'embarraſſant & en le
broyant avec quelque pomade, de la térébenthine
& autres fubſtances femblables.

§. V.

En quelque poudre fine qu'on ait réduit le cinnabre, foit qu'on ait verſé cent fois deſſus de l'eau
froide ou tiéde, des liqueurs falines, lixivielles,
acides & fpiritueuſes inflammables, il ne traverſe
jamais le filtre, même en le fecouant un peu, & il
reſte deſſus fans perdre de fon poids, fans changer
de couleur, de forme ni de caractere; il eſt même
ſi tenace dans ſa compoſition, qu'il ne donne aucune priſe aux menſtrues aqueux, falés, fpiritueux-
inflammables, ni même aux acides corroſifs les
plus forts, & il ne s'y diſſout ni en parties ſimi-
laires, ni en diſſimilaires, quoiqu'on l'y laiſſe
pendant long-tems. On ne doit pas non plus eſ-
pérer qu'il puiſſe fe diſſoudre dans les lixivieux
aqueux-alkalis, à moins qu'ils ne foient fort concentrés, qu'on ne les faſſe entierement bouillir
& même pendant un tems remarquable. Enfin on
a beau le broyer pendant long-tems dans un mor-

tier de marbre, il n'exhale aucunes particules qui puissent porter aux narines; le feu le résoud en vapeurs, mais il faut pour cet effet qu'il soit bien plus fort que celui de l'eau bouillante; ainsi une chaleur plus douce ne peut le résoudre de cette façon.

Je jettai un jour un peu de cinnabre bien pulvérisé dans une dissolution concentrée de sel de tartre, & je mis le vaisseau en digestion à une chaleur plus grande que n'est celle de l'estomac des animaux dans l'état naturel, pour voir si le cinnabre se dissoudroit dans ce menstrue; je prolongeai la digestion pendant quelques jours & la liqueur me parut teinte d'un jaune fort léger, quoique d'ailleurs toute la masse de cinnabre qu'on y avoit jettée, fût restée tranquille au fond sans changer de couleur. Je versai du vinaigre distillé sur la liqueur décantée & filtrée du cinnabre, pour observer s'il se feroit quelque précipité; mais il n'arriva rien de semblable, la liqueur même resta transparente; le lendemain le fond étoit un peu couvert d'une poussiere blanchâtre très-fine, qu'on ne put cependant jamais réunir à cause de la petite quantité qu'il y en avoit & à cause de sa grande finesse; elle étoit sans doute composée des molécules très-déliées du souphre, détachées & dissoutes par le menstrue, & qui ensuite s'étoient précipitées. Que les protecteurs du cinnabre ne prennent cependant pas occasion de là d'en mieux démontrer son activité médicinale, puisqu'il n'y a en effet dans le corps humain aucun lixivieux alkali, bien moins encore concentré ; qu'il ne s'y fait par conséquent aucune digestion qu'on puisse comparer à ce dégré, & qu'en outre la digestion continuelle dissout une si petite quantité de souphre, qu'on peut bien la compter pour rien en médecine. Je ne crois pas que personne en veuille appeller à la coction qui détache une plus grande quantité de souphre du cinnabre, parce qu'il ne peut bouillir de cette façon dans le corps, & qu'il ne pourroit s'y faire un semblable mouvement qu'il n'en coutât sur le champ la vie. D'ailleurs cette dissolution n'est pas aussi considérable qu'on le croit vulgairement : en effet, un jour que je fis bouillir pendant une heure entiere une portion de cinnabre dans un lixivieux alkali concentré, le cinnabre ne put jamais se dissoudre entierement, & je ne tirai, sans ressusciter le mercure, qu'une liqueur alkaline-sulphureuse qui ne rendit pendant la coction qu'une odeur sulphureuse ingrate, & se trouva, après la filtration, d'une belle couleur d'or détrempée & d'un goût alkali sulphureux. En versant dessus du vinaigre qu'on avoit rendu plus fort en y ajoûtant de l'eau forte, son odeur disgracieuse sulphureuse augmenta, & sa couleur d'or détrempée devint pâle ; mais il ne tomba rien de souphre au fond, en versant dessus un acide, & le jour suivant le fond du verre se trouva couvert d'une poussiere jaunâtre très-fine, de même que dans la premiere précipitation ; ce qui fait manifestement voir qu'il se détache peu de cinnabre par une coction assez longue & assez forte.

§. VI.

Cela étant ainsi, qui pourra compter davantage sur l'activité médicinale interne du cinnabre ? qui osera lui attribuer davantage des vertus anodines, anti-spasmodiques, anti-épileptiques, céphaliques, cardiaques & d'autres plus excellentes encore ? Certes, tout ce qui peut, lorsqu'on l'a pris, produire dans le corps un effet singulier vraiment médicinal, & être transporté à la masse des humeurs circulantes, doit auparavant, comme je l'ai rapporté ci-devant, être dissout dans l'estomac & dans les intestins, ou être changé en exhalaisons très-fines, & par conséquent entrer & parcourir par voye de filtration ou d'inhalation, les veines lactées & les absorbantes : or le cinnabre n'est dissoluble, comme il est constant par tout ce qui a précedé, par aucuns menstrues aqueux, salés, acides, &c., ni il ne peut se changer en vapeurs par une douce chaleur ; par conséquent on ne doit attendre aucune résolution vaporeuse par le moyen d'une chaleur humide & très-douce du corps ; il ne doit conséquemment s'en faire aucun transport dans le sang ; enfin on ne doit en attendre aucune action falutaire dans les parties les plus éloignées: Quelques-uns penfent effectivement que les molécules entieres de cinnabre bien pulvérifé peuvent entrer & parcourir les tuyaux abforbans lymphatiques-veineux, fans qu'elles foient réfoutes ni diffoutes auparavant, paffer de là fans obftacle dans le canal thorachique & arriver par ce moyen dans le fang ; cependant je crois que les plus prudens connoîtront que cette opinion eft abfolument fans vraifemblance ; car quelques petites que foient les molécules de cinnabre, elles ne peuvent traverfer les pores du papier brouillard, ni avec l'eau pure, ni avec les autres liqueurs, comme nous l'avons vû ci-devant ; en outre les vaiffeaux dont il eft queftion font des tuyaux capillaires, qui ne laiffent rien paffer que des fluides fubtils & fpécifiquement plus légers que les membranes mêmes des tuyaux ; joignez à cela que les molécules les plus pefantes de cette poudre chaffées pendant le mouvement périftaltique, par la contraction de la membrane nerveufe-mufculaire, tout droit le long du canal inteftinal où ils ne trouvent pas de réfiftance, avancent bien plus facilement, plutôt que d'enfiler ces petits tuyaux latéraux, lorfque cela ne fe peut faire ni par voye de filtration, ni par inhalation.

§. V I I.

Le cinnabre enfin n'a point de vertu abforbante

ou anti-acide, la seule qu'il pourroit paroître avoir dans les premieres voyes : en effet, les corps qui absorbent les acides sont rongés en entier ou en partie, & cette légere érosion de la surface est suivie sur le champ d'une plus ou moins grande altération du côté de la forme & de la couleur : mais on n'observe rien de semblable dans le cinnabre pulvérisé, laissé pendant fort long-tems dans les liqueurs acides concentrées, & même les molécules brillantes les plus considérables qui s'y trouvent mêlées, ne perdent rien du brillant de leur métal. Nous pouvons donc enfin de tout ceci & de ce que nous avons dit ci-devant, conclure & prononcer que le cinnabre est un concret tout-à-fait inert & insipide, & qu'on ne doit par conséquent plus le mettre au nombre des vrais médicamens. Nous ajoûterons ici ce que le célébre M. *Tralles* a dit des poudres terreuses inertes & du cinnabre, dans son examen rigoureux des absorbans. Allons, paroissez ici, dit-il, poudres insipides bésoardiques, & voyons si vous pourrez soutenir un examen rigoureux. Quelques-unes d'entre vous sont parées de paillettes d'or, mais ce vain éclat ne les rend pas plus recommandables : n'esperez pas que cet éclat puisse m'en imposer & m'adoucir sur votre compte. Vous paroissez la plûpart ornées d'un surtout bien brillant, & peut-être prétendez-vous par là être en droit de passer sans être exami-

nées ; mais fachez à quoi vous devez vous en tenir ;
foyez déformais des poudres les plus innocentes,
vous demeurerez fans que nous défirerions porter
ombrage à vos protecteurs , qui s'ils ne peuvent
nuire en vous mettant en ufage, ne peuvent non plus
être d'aucune utilité. Que fignifient effectivement
ces enveloppes rougeâtres décorées de peinture
cinnabarine dont quelques-unes d'entre vous font
environnées ? mais plutôt cette rougeur même
n'eft-elle pas une efpéce de fymbole de votre inu-
tilité , de ce que vous êtes l'opprobre des Médecins, de ce que vous en avez fi fouvent impofé aux
pauvres malades ? Voici cependant un malheur qui
pourroit être arrivé & qu'on auroit à vous repro-
cher ; c'eft fi par une pratique lâche & mal enten-
due, on vous a prefcrites dans certaines maladies
qui auroient demandé de plus puiffans fecours , &
dans le tems que la vie étoit en danger , &c.

§. VIII.

Je penfe que nous devons encore obferver ici
qu'on peut placer l'*Æthiops minéral* dans la même
claffe que le cinnabre. Il a en effet du rapport avec
lui par fes élémens & fon inertie médicinale, fi ce
n'eft qu'il entre dans fa compofition plus de fouphre, qui eft un peu plus lâchement inhérent au
mercure, & qu'en conféquence il a peut-être quelque petite vertu anthelmintique. *Boerhaave* eft du
même fentiment , lorfqu'il dit dans le tome II. de

fa Chymie, que l'æthiops minéral pris intérieurement ne peut enfiler les veines abforbantes, ou
chyliferes, ou lymphatiques ; qu'il fort droit en
traverfant les inteftins & après avoir tué les vers, fi
par hazard il en a rencontré dans fon chemin ; que
ceux qui en attendent d'autres effets font bien dans
l'erreur, car jamais je ne lui en ai vû produire
d'autres. Je crains que ceux qui font ufer en fi
grande quantité aux enfans, aux jeunes gens & aux
perfonnes délicates, de cette maffe foffile que la
nature a toujours de la peine à dompter, n'agiffent
pas avec toute la prudence requife en pareil cas ; &
même je crois l'æthiops d'autant plus fufpect, que
fon inertie le fait féjourner plus long-tems. Il ne
peut exciter la falivation, parce qu'il ne peut paffer
dans le fang ; du refte, qui peut fçavoir l'effet que
peut produire une matiere qui ne paroît pas plus
active que toute autre matiere pefante infipide ? &c.

CHAPITRE V.

De l'Antimoine crud.

§. I.

L'*Antimoine* eft un corps minéral fulphureux-
régulin, ou fulphureux demi-métallique,
dur, pefant, fragile, obfcur, qui eft néanmoins
remarquable par fes cannelures blanches. On le
fépare de fa mine par la fufion. On tire cette mine

des entrailles de la terre en Saxe, en Bohême, en Hongrie, en Transylvanie, en France, en Suéde & dans d'autres pays. Cette mine est plus pure, plus abondante & plus solitaire dans certains endroits que dans d'autres ; on la trouve quelquefois fort mêlée d'autres mines métalliques & d'autres minéraux. L'antimoine de Hongrie passe vulgairement pour le meilleur & on le préfere à celui d'Allemagne, parce qu'il a des cannelures plus grandes & plus brillantes, & qu'on le croit mal-à-propos garni d'un souphre solaire.

§. II.

Il est composé de souphre minéral ordinaire & d'une substance réguline demi-métallique, qui elle-même est composée d'une terre vitrifiable, d'une matiere arsenicale & d'une substance inflammable. Differentes analyses chymiques, variées de toutes les façons, nous ont assez développé ces élémens ; on peut d'ailleurs voir ce que *Neumann* en a rapporté fort au long dans son Traité de l'antimoine, sans qu'il soit nécessaire de nous y arrêter ici. La partie réguline est si étroitement unie au principe arsenical, qu'elle est par elle-même caustique, drastique, émétique & virulente. La partie sulphureuse est sans âcreté, & tempere si bien la réguline en s'y unissant, que tant qu'elles sont unies elle ne produit aucun effet violent dans le corps. Je n'insisterai pas beaucoup sur les deux espéces de fouphre qu'on a admifes dans l'antimoine, fçavoir, le fouphre groffier, brut & ordinaire, & le fouphre plus remarquable, folaire & anodin ; ce prétendu fouphre folaire étant un être imaginaire, tout le fouphre qui fe trouve dans l'antimoine ayant la même nature & ne differant en rien du fouphre ordinaire.

§. III.

On mettoit autrefois l'antimoine crud fimplement au nombre des poifons ; mais préfentement qu'on eft revenu de cette erreur, après ce que *Kunckel* en a dit, on le regarde affez ordinairement comme un bon reméde dont on peut fe fervir en fûreté. Il eft bien vrai que la falive & la liqueur gaftrique qui lui reffemble fort, ne peuvent parfaitement le diffoudre ; elles peuvent néanmoins s'introduire dans fa partie réguline malgré la grande quantité de fouphre qui y eft unie, & en extraire le peu qui déterge fi vivement, aiguillonne, lâche le ventre, provoque la fueur & l'urine, & même fait vomir lorfqu'on en ufe en trop grande quantité. Il eft par conféquent propre à purifier le fang & les autres humeurs, & fur tout dans la gale tant bénigne que maligne, les affections arthritiques, rhumatiques & fcorbutiques, de même que dans la gonorrhée virulente, les fleurs blanches, l'obftruction chronique des régles & les autres maladies de cette efpéce.

§. IV.

Quelques-uns lui attribuent une vertu spécifique dans la colique saturnine, & ils la déduisent de la faculté qu'a le souphre d'émousser & d'adoucir. Je laisse à d'autres à juger si cette vertu est bien certaine & conforme à la raison. Pour moi, j'en doute fort, parce que la liqueur gastrique, comme on l'a dit, attaque plus & même peut mieux attaquer sa partie réguline stimulante que la sulphureuse émoussante. On le fait entrer dans les poudres, les machicatoires, les rotules, les bols & les électuaires, à la dose de quelques grains jusqu'à un scrupule & même plus. On l'employe aussi quelquefois dans les décoctions, en l'enveloppant dans un noüet, pour augmenter leur vertu sudorifique; mais c'est sans aucun succès singulier, l'eau simple ne pouvant en extraire que peu de chose ou même rien d'actif.

CHAPITRE VI.

Du Fer, de la Pierre hématite, de la Craye rouge & des autres terres martiales.

§. I.

LE *Fer* est un des métaux moins précieux, fort dur dans son ensemble, moins ductile & moins fusible que les autres, composé de terre spécifique vitrifiable métallique & d'une substance fine inflammable. Sa partie terreuse est fort fixe au feu, & son principe inflammable se détruit facilement à un feu sec le plus violent, s'attache même en partie aux acides les plus puissans, sur tout à l'acide vitriolique, & se précipite en partie dans l'érosion & la dissolution qu'en font ces acides : en effet, ce sédiment noirâtre qui se forme en composant le vitriol de Mars avec la limaille de fer & l'huile de vitriol un peu affoiblie avec de l'eau, donne de vrai souphre, après qu'on l'a décanté, & peut se sublimer avec le mercure vif en cinnabre, pourvû qu'on use de quelque précaution ; pour ne rien dire ici de la vapeur sulphureuse-inflammable qui s'éleve dans la cucurbite de verre une fois qu'on a mêlé l'eau simple, l'huile de vitriol & la limaille de fer, & qui doit son origine aux particules inflammables du fer qui en ont été dégradées.

§. II.

Le fer réduit en limaille très-fine, ne fait rien par lui-même dans le corps, & il est tout-à-fait inert, à moins qu'il ne rencontre un acide dans les premieres voyes, qui puisse le ronger, le dissoudre & le changer par son union en un vitriol tendre. Une fois qu'il vient à essuyer ce changement, il agit comme un vitriol foible, resserre les fibres, les membranes & les tuniques relâchées ; d'où il arrive que tantôt il leve les obstructions des visceres suivant la difference des causes, tantôt au contraire il les embartasse davantage toutes les fois que les spasmes causent cette obstruction. C'est aussi là pourquoi il arrête les hémorrhagies exhorbitantes & les fluxions sereuses préter-naturelles, qui dépendent de l'érosion, la rupture, ou du relâchement des petits vaisseaux; c'est là pourquoi il est d'un grand secours dans la cachéxie, la fiévre quarte opiniâtre, la passion hypochondriaque & les autres maladies semblables qui demandent sur le champ, ou après avoir fait précéder d'autres remédes, de plus puissans astringens.

§. III.

La *Pierre hematite* qui se trouve en Bohême, en Espagne, en Suéde, en Norwege, dans la Hesse & dans d'autres endroits, est une mine martiale plus pure & plus parfaite que la mine de fer, d'un rougeâtre obscur, pesante, dure, composée de cannelures oblongues, pointues & très-étroitement unies. Lorsqu'on la fait fondre à un feu proportionné ou de charbons, ou d'autres matieres combustibles, il entre dans sa composition un phlogistique qui y manque, & alors elle acquiert la nature & les propriétés du fer. Lorsqu'on la fait prendre en substance en poudre, elle resserre modérément les solides, & elle épaissit un peu les humeurs; c'est là pourquoi on la prescrit ordinairement pour arrêter les hémorrhagies. On doit à peu près porter le même jugement de la craye rouge,

parce

parce qu'elle eſt d'un caractere terreux-martial &
qu'elle exerce dans le corps les mêmes vertus
médicinales.

§. IV.

Les *Terres bolaires*, *ſigillées*, & les autres de
couleur jaune, rougeâtre, fauve ou d'un rouge-
brun ; par exemple, la terre de Lemnos rouge, de
Laubec, le bol blanc, la terre de Strigonie jaune, le
bol ordinaire, le bol d'Armenie, &c., doivent être
mis dans la famille des martiaux. Ce ne ſont en effet
autre choſe que des terres martiales plus ſubtiles &
plus groſſieres, que l'on trouve ordinairement mêlées de petites pierres, de ſable, de terre ordinaire,
d'un peu d'acide vitriolique & d'une ſubſtance graſſe, onctueuſe, minérale. Les meilleures des terres
ſigillées ſont celles qui ſont très-fines, douces au
toucher, graſſes & qui ſe collent plus étroitement
à la langue.

On tire des bols & des terres colorées ſigillées, miſes dans la retorte & pouſſées à un feu
violent, un peu de liqueur acide d'une nature vitriolique ; & une fois que cette liqueur en eſt ſortie, ces
terres qui étoient plus opiniâtrément cohérentes,
deviennent plus friables & ſont en partie dépouillées de leur premiere vertu aſtringente. Il eſt auſſi
conſtaté par une expérience vulgaire que l'acide
du nitre, qu'on ne peut d'ailleurs ſéparer de la
partie alkaline ſans y ajoûter un acide vitriolique

très-pefant ou explicite ou implicite , fe tire du nitre en lui ajoûtant dans la diftillation une terre bolaire , figillaire , limoneufe , &c. ; preuve manifefte qu'il y a dans ces terres un acide vitriolique fort pefant. En effet, les Chymiftes n'arrivent jamais au même but , lorfqu'ils mêlent avec le nitre des terres maigres , crétacées , calcaires , &c., ou des bols dont ils fe font déja fervis , & par conféquent dépouillés dans une premiere diftillation du peu d'acide qu'ils avoient. Voyez tout ce qu'en a dit *Stahl* dans fon Traité des fels, & notre Pharmacologie.

§. V.

Ces concrets terreux ont une vertu légérement aftringente & un peu incraffante , & font par conféquent propres dans les maladies dans lefquelles on peut indifferemment ufer de femblables remédes. Je n'oferois afsûrer qu'ils euffent auffi des vertus diaphorétiques & bézoardiques , quoique les Auteurs la leur attribuent ordinairement, & on pourroit facilement fans courir aucun rifque, à ce que je penfe , les bannir de la pharmacie. On les fait ordinairement prendre en poudre, & on les fait quelquefois entrer , fur tout le bol d'Armenie, dans les cataplafmes que l'on applique dans les ɪnflammations vénériennes.

J'ajoûterai ici les analyfes que j'ai faites avec la pierre hématite , la craye rouge, le bol d'Armenie & la terre figillée rouge de Lemnos, afin que ceux qui en font ufage connoiffent mieux l'effet qu'elle peut produire dans le corps.

1°. L'efprit de vitriol ordinaire, quoiqu'employé en affez grande quantité, & qu'on le faffe outre cela digérer chaudement pendant deux, trois & même quatre jours, diffout peu en général, pénetre néanmoins un peu mieux la terre de Lemnos & la craye rouge, & paroît par conféquent leur enlever plus qu'au bol d'Armenie & à la pierre hématite. Il refte en effet une grande portion de l'une & de l'autre fur le filtre, & ce qu'elles perdent de leur poids fait voir que d'un gros il s'en eft diffout environ trois grains. La terre de Lemnos & la craye rouge perdent beaucoup plus, comme nous l'avons dit, & la quantité qui s'en diffout d'un gros va à quatre ou cinq grains.

2°. Si l'on filtre la diffolution de la pierre hématite, elle eft comme de l'eau claire parfaitement tranfparente, & d'un goût acide cauftique très-légérement ftiptique fur la fin. Lorfqu'on la fait précipiter en verfant deffus une liqueur lixivielle, ou ne voit fimplement qu'un peu de matiere très-fine jaunâtre-blanchâtre, qui fe précipite peu à peu au fond. On obferve prefque la même chofe fur le bol d'Armenie. Les diffolutions de craye rouge & de la terre de Lemnos font un peu differentes des précédentes ; elles font en effet

d'une couleur jaunâtre , sur tout la terre de **Lem-**
nos , & elles déposent après la précipitation une
plus grande quantité de matiere fine boüeuse ; c'est
là pourquoi elles se troublent bien plus lorsqu'on
y verse un alkali liquide , & elles laissent sur le
filtre beaucoup plus de terre jaune-boüeuse.

3°. La poudre de noix de galle n'en change ni
la transparence , ni la couleur ; d'où on peut conclure qu'il ne s'est formé aucune substance analogue au vitriol , par l'union de l'acide & de la terre
dissoute. En effet , pour peu qu'il s'y trouve de
vitriol & quelque fin qu'il puisse être , il en résulte
sur le champ une couleur d'un noir tirant sur le
rouge ou le bleu , & la dissolution perd un peu de
sa transparence. Il est donc probable que de la
concrétion de l'acide & des débris de la terre , il se
forme des corpuscules simplement salins-terreux ,
très-légérement astringens , & non pas des molécules vitrioliques parfaites qui ne peuvent se former
qu'avec un fer parfait.

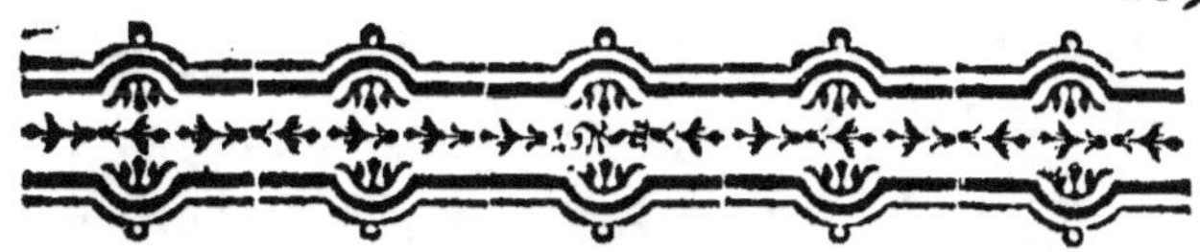

MATIERE MÉDICALE.

SECTION DIX-SEPTIE'ME.

De l'eau simple & des eaux minérales médicinales,
tant froides que chaudes.

CHAPITRE PREMIER.

*De la nature, des propriétés & des vertus médici-
nales de l'eau simple.*

§. I.

JE pourrois & je voudrois même donner ici un
assez long traité de la nature, des propriétés &
de l'étendue des vertus médicinales de l'eau simple, si je ne sçavois que dans le siécle passé & sur
tout dans celui-ci, il a paru sur ce sujet differens
petits ouvrages parmi lesquels on doit sur tout
s'attacher au recueil qu'a fait de ces ouvrages le
Docteur *Swerdiner* & au traité de *Sioyers* ; c'est là

pourquoi je crois que ce sujet est autant appro-
fondi qu'il le faut & peut-être même plus qu'il ne
le devoit être : mais pour ne pas paroître n'en
avoir rien dit, je m'arrêterai simplement à des
généralités.

§. I I.

L'*Eau* est un fluide humectant, fort mobile, en
aucune façon élastique, qui s'insinue dans la plûpart des corps solides & des fluides épaissis & plus
ou moins endurcis ; amollit les premiers, les lubrifie & les humecte ; résout les derniers, les atténue & les résout en vapeur. En effet, l'eau a une
vertu humectante & émolliente plus grande lorsqu'elle est tiéde ; elle en a au contraire bien moins
ou pour mieux dire point du tout, lorsqu'elle bout
ou qu'elle est extrêmement froide ; tandis que l'eau
bouillante a une faculté bien plus grande de dis-
foudre les sels, &c. que l'eau tiéde, & celle-ci que
l'eau froide.

§. I I I.

Il n'y a point sur terre d'eau simple de fontaine
& de riviere parfaitement pure ; elle est ordinairement remplie de differens petits corps hétérogênes, terreux, pierreux, salins & d'un autre genre.
Du reste, on regarde comme la meilleure celle qui
est la plus légere, transparente comme du crystal
très-pur, sans couleur, sans odeur ni saveur, qui
s'échauffe promptement & se refroidit de même,

& qui après avoir reposé pendant quelque tems dans un vaisseau propre, ne dépose aucune impureté au fond ni sur les côtés, dissout facilement le savon, amollit parfaitement tous les légumes qu'on y fait cuire, ne blanchit ni ne fournit aucun précipité lorsqu'on y verse une liqueur alkaline ou une dissolution d'argent, mais reste constamment transparente.

§. IV.

On s'assûre fort bien de la pesanteur de l'eau par le moyen des hydrometres, & de sa pureté en la faisant bouillir, ou seule ou même avec des légumes, ou en y versant de l'huile de tartre par défaillance, la solution d'argent & de sel marin, la dissolution de savon, &c. En effet, si en y versant de la dissolution d'argent avec l'eau forte, il se fait quelque précipitation, & que l'on voye des filamens blancs ou de petites molécules blanchâtres, qui ne sont autre chose que des particules d'argent dissout précipitées, on peut en toute sûreté juger qu'il y a dans l'eau un sel commun culinaire. Rien de plus connu des Chymistes que l'argent quitte sur le champ l'eau forte pour tomber au fond, si on y met un peu de sel sec culinaire, ou qu'on en verse la solution dans l'eau sur celle d'argent, parce que la mixtion se change sur le champ, & l'eau forte qui devient une eau régale ne peut plus dissoudre l'argent. C'est à peu

près par le même principe . lorsque pour examiner l'eau on y verse de l'huile de tartre par défaillance , il s'y forme un petit nuage blanchâtre , ou
que toute la masse d'eau devient opaque , trouble
& blanchâtre. Nous connoissons par là qu'elle est
plus ou moins remplie de parties terreuses, tophacées , calcaires , &c. , qui peu auparavant étoient
dissoutes par un acide très-subtil, qui des visceres
de l'air & de la terre enfile peu à peu les pores de
l'eau ; mais lorsqu'il vient à s'y joindre un sel
alkali qui arrache l'acide subtil dissolvant , elles
ne peuvent plus être soutenues , mais elles rendent l'eau trouble en se précipitant , forment par
leur assemblage une petite nuée , & se déposent
enfin au fond & sur les parois des vaisseaux. Je ne
doute pas enfin qu'il n'en soit de même des eaux
qui ne deviennent pas exactement mousseuses avec
le savon , quoiqu'on les batte & les secoue vivement : en effet, c'est une observation de chymie
que les parties grasses du savon, qui est ordinairement composé d'un alkali fixe & de la graisse
animale , abandonnent sur le champ la mixtion ,
& montent séparément à la surface sous la forme
de molécules , aussi-tôt qu'on verse quelqu'acide ,
par exemple , le vitriolique sur de l'eau de savon
bien mousseuse, & qu'il lâche les parties grasses
pour s'emparer des alkalines.

§. V.

L'eau simple pure est non seulement une boisson
très-salutaire pour les animaux , mais encore une
médecine presqu'universelle : en effet , si on en
prend en quantité suffisante , elle délaye les humeurs épaisses , atténue le mucus , tempere les
sels âcres , les délaye , les dissout & les entraîne
avec elle par la voye des urines & les pores de la
peau , diminue le bouillonnement préter-naturel
du sang & de la bile , humecte les solides , les
fortifie en même tems si elle est froide , & les
relâche au contraire si on la prend chaude , & par
conséquent se trouve à cet égard d'un usage admirable dans la plûpart des maladies , sur tout
dans celles qui tirent leur origine de l'orgasme ,
de l'acrimonie ou de la viscosité des humeurs , de
la sécheresse & de l'aridité des solides, de la disette
du serum , &c. , telles que sont , par exemple , les
fiévres ardentes continues , les inflammations des
parties , les spasmes & les convulsions épileptiques , la manie , les hémorragies exhorbitantes ,
les obstructions des visceres , le calcul , les affections arthritiques , les rhumatismes chauds , & ainsi
de suite. On s'en sert avec beaucoup de succès , &
elle est ordinairement très-bonne pour combattre
les maladies opiniâtres , employée en lavement ,
en s'en lavant les pieds , & dans les bains tiédes &

froids ; c'eſt ce qu'on peut voir fort au long dans les Traités que nous venons de citer.

CHAPITRE II.

Des Eaux minérales médicinales.

§. I.

LES *Eaux minérales ſalutaires* ſont ou froides ou chaudes. Les chaudes ſont auſſi appellées thermales, & les froides, tantôt eaux aigrelettes, tantôt eaux ameres, ſulphureuſes, alkalines-ſulphureuſes, tantôt eaux martiales, ſuivant la diverſité de leur goût, de leur odeur & des matieres qu'elles renferment.

§. II.

Ces eaux ſalutaires ſe font jour dans differens pays, & l'Allemagne ſur tout en eſt remplie. Les plus renommées ſont celles de Pyrmont dans le Comté de ce nom, celles de Wildung dans le Comté de Waldec, de Geiſmare en Heſſe, de Swalbach & de Braubach dans le Comté de Catzenellebogen, les Antonines ou de Tonnſtein dans l'Archevêché de Cologne, les eaux de Selter dans celui de Treves, celles de Goppingen, d'Ibenhuſa & de Deina dans le Duché de Wittemberg, de Spa dans l'Évêché de Liége, d'Elſter dans le Vogtland , d'Égra , de Buch , & les eaux ameres de Sedlitz & de Seidschutz en Bohême , les eaux martiales de Freyenwald dans la Marche de Brandebourg , & de Lauchstadt dans le Duché de Magdebourg , les eaux de Carlsbade & les eaux chaudes de Toplitz en Bohême , les eaux d'Aix-la-Chapelle dans le Duché de Juliers , de Bade dans la basse Autriche , de Wisbade dans le Comté de Nassaw , de Schlangenbade dans le Comté du bas Melibo, d'Ems dans la Wetteravie , d'Hirschberg dans la Siléfie , de Lande dans le Comté de Glatz , de Gebersweil dans la haute Alsace , celles de Boll & de Wildbade dans le Duché de Wittemberg.

De sçavans Médecins ont composé differens livres & de petits Traités sur chacune des eaux tant froides que chaudes dont nous venons de parler , & sur plusieurs autres dont je ne parlerai cependant pas ici , de crainte d'être trop long , quoique je sçache qu'on ait ces Traités entre les mains.

§. III.

L'eau est un véhicule commun , remplie & empreinte de differentes molécules minérales, terreuses, pierreuses , salines , souphrées , demi-métalliques , ou entierement dissoutes ou emportées par débris : en effet , on trouve dans les meilleures eaux aigrelettes , 1°. des parties terreuses , tantôt tophacées ou calcaires , tantôt de

marne, d'argile, de felenite, &c.; 2°. de martiales ; 3°. de falines, ordinairement analogues
au fel marin & au fel de *Glauber ;* 4°. de vitrioliques très-fines & à demi-fpiritueufes, qui peuvent très-facilement fe diffoudre dans la chaleur ;
5°. de falines-alkalines, & 6°. de fpiritueufes ful-
phureufes-aigrelettes très-mobiles & fort actives,
que l'on peut comparer à l'efprit volatil de fouphre de *Sthal.* Il y a un peu de difference dans les
eaux minérales qui font moins parfaites par rapport aux parties qui y font contenues & aux ingrédiens : en effet, on ne trouve dans la plûpart
qu'un principe terreux martial & un vitriol très-
fin ; ce n'eft dans d'autres qu'un alkali fulphureux ;
dans celles-ci un fel moyen, ou falé, ou amer, ou
légérement amer, & ainfi de fuite.

§. I V.

Les corpufcules minéraux qui fe trouvent dans
les eaux minérales froides, & defquels elles tiennent leur vertu principale, font chariés, déta-
chés, diffous & emportés par l'eau fimple qui
traverfe les differentes couches fouterraines, les
pierreufes, les terreufes, les falines, & même
les métalliques & les demi-métalliques fulphu-
reufes. Les eaux chaudes renferment prefque les
mêmes principes, fi ce n'eft qu'ils font plus
groffiers & moins fpiritueux, & elles doivent leur

chaleur, suivant le sentiment de *Bergerus*, d'*Hoff-mann*, de *Seipius*, &c., qui paroît fort probable, aux pyrrites grasses qui s'échauffent plus ou moins lorsqu'elles sont humectées, ou suivant les Modernes, à l'acide vitriolique ou sulphureux concentré, qui entre en plus grande quantité dans les pores de l'eau.

Plusieurs Auteurs ont très-bien prouvé depuis peu dans leurs écrits la présence de ces principes, & j'ai moi-même rapporté assez au long les principales expériences & les observations les mieux choisies qui tendent à en faire voir l'adhésion & le caractere, dans un essai que j'ai donné en langue vulgaire, sur les aménités de la nature & de l'air ; c'est pourquoi je crois inutile de nous y arrêter ici.

§. V.

On se sert avec plus d'avantage des eaux chaudes extérieurement, & des froides intérieurement ; elles sont en général résolutives, apéritives, fortifiantes & purifiantes : en effet l'eau simple délaye les humeurs épaisses & visqueuses, tempere l'acrimonie saline, entraîne avec elle hors du corps par les differens filtres les impuretés du sang, humecte les solides secs, durs, roides, & leur donne par conséquent une souplesse convenable. L'esprit subtil sulphureux-aigrelet, qui en est un principal ingrédient, pénetre très-promptement les plus petits pores du corps, atténue en fecouant tout ce qui eft épais & coagulé, leve les obftructions, excite la force contractile & la contraction même, la rend plus vive, augmente la tranfpiration & procure même affez ordinairement une fueur complette. Le fel alkali brife & réfout la faburre acide & acide moifie des premieres voyes & accumulées dans d'autres endroits, & le puiffant fecours dont eft le fel neutre, fait qu'il provoque toutes les excrétions, fur tout les felles & les urines. Enfin le vitriol très-tendre & demi-fpiritueux, de même que le principe martial, fortifient les fibres & les membranes lâches & foibles en les refferrant légérement, & rendent par cette raifon les contractions des folides plus fortes par tout. Les eaux chaudes outre cela prifes extérieurement, ouvrent les tuyaux & les pores de la peau, diffoudent & font avancer celles qui font arrêtées dans les petits vaiffeaux, corrigent l'aridité & la féchereffe des fibres en les humectant; c'eft là pourquoi je crois qu'il eft évident que les eaux médicinales font d'un très-grand fecours dans plufieurs maladies, fur tout dans les chroniques, & qu'elles méritent par conféquent la préférence fur la plûpart des autres remédes.

§. VI.

Les eaux médicinales moins parfaites & plus fimples n'ont pas tout-à-fait les mêmes vertus;

les eaux martiales ne font effectivement que refferrer, fortifier, & ouvrir quelquefois en refferrant, les visceres obftrués ; les eaux falées ameres
lâchent le ventre, atténuent les humeurs vifqueu-
fes, levent les obftructions & pouffent plus puiffamment par les urines ; les fulphureufes-alkalines
éteignent l'acide dans le corps, remédient aux obftructions, pouffent par les urines & par la fueur,
purifient bien le fang & la lymphe. Il paroît donc
clairement par tout ceci que les eaux minérales
font de different caractere & qu'elles ont differentes vertus, qu'on ne doit conféquemment pas en
faire ufage indifferemment; qu'il en eft qui font plus
propres à certaines maladies qu'à d'autres ; qualités qui de même que toutes les autres, font relatives
aux élémens, aux propriétés & à l'ufage, que les
defcriptions plus fpéciales des fources dont nous
avons parlé §. 2. doivent mieux faire connoître, &
aufquelles il feroit trop long de nous arrêter ici
par rapport au but que nous nous fommes propo-
fés, & à ce que ces détails nous conduiroient trop
loin.

F I N.

TABLE

TABLE RAISONNÉE

DES CHOSES RENFERMÉES

DANS CE TRAITÉ,

Dans laquelle on trouvera l'explication des termes, tant uſités que peu uſités dont on s'eſt ſervi, & la correction de quelques autres qui ont été mal rendus.

A

Accoucheuse, celle qui aide à l'accouchement ; c'est dans ce sens que l'on dit de l'armoise qu'elle est l'accoucheuse désirée de toutes les meres, sect. 13. p. 59. Voyez *Armoise*.

Acerbe, se dit d'une saveur aigre, accompagnée d'astringence que l'on observe dans les fruits qui ne sont pas encore murs. Quant aux qualités & aux propriétés des remedes qui le sont, voyez le Chapitre 1. 2. *& suiv.* de la sect. 6. p. 1. *& suiv.*

Arbe, espéce de plante qui se cultive dans les jardins, sect. 13. p. 32. Une once de sa racine renferme plus de trois gros de substance gommeuse, & environ un gros & quelques grains de résineuse, médiocrement empreintes de particules spiritueuses, 32, 33. Elle doit être bien desséchée avant que d'en faire usage, & elle déterge, adoucit & discute, 33. c'est là pourquoi on la croit bonne dans differentes maladies & qu'on s'en sert tant intérieurement qu'extérieurement, 35, 36.

Ache des montagnes ou *Levesche*. Voyez *Levesche*.

Acide, se dit de tout ce qui affecte l'organe du goût, d'une aigreur piquante. Les trois régnes fournissent des médicamens acides, mais l'animal en fournit peu, sect. 3. p. 1, 2. *& suiv.* Les épreuves chymiques par lesquelles on fait passer le sang & les chairs des quadrupedes sont si ennuyeuses, & l'acide qu'on en tire est si foible, qu'on doit presque le compter pour rien, 2, 3. Les acides des trois régnes different par leur acrimonie, leur volatilité & leur pesanteur spécifique, 6. ils sont secs & liquides, 4. on peut les réduire à cinq clas-

Acorus ou *Calamus aromaticus*, est une espéce de plante dont on décrit la racine, sect. 12. p. 51. les principes, 51, 52. les vertus, 52, 53. la maniere d'en user, 53, 54.

Acre, qui a quelque chose de mordicant & de corrosif. Tous les remedes âcres altérans sont tirés du régne végétal, excepté les cantharides, sect. 7. p. 1. Leurs propriétés, 1, 2. leurs principes, 2, 3. *& suiv.* leur maniere d'opérer & leurs vertus, 8. *& suiv.* maladies dans lesquelles ils conviennent, 12. *& suiv.* mauvais effets que produisent les âcres venimeux, sect. 10. p. 73. *& suiv.* effets des âcres médiocres, sect. 13. p. 1. *& suiv.*

Acreté, qualité de ce qui est âcre ; usage que l'on peut faire des terreux-gélatineux dans les maladies qui tirent leur origine de l'âcreté des humeurs, sect. 2. p. 29. Voyez *Humeur*.

Acrimonie, qualité piquante & corrosive ; les humeurs de la circulation sont purgées de leur acrimonie préter-naturelle par les terres alkalines, sect. 2. p. 11. Les terreux-gélatineux émoussent toute sorte d'acrimonie saline, 28.

Action, dequoi dépend celle des médicamens en général, sect. 1. p. 10. *& suiv.*

Adragant, espéce de gomme dont on se sert pour préparer des trochisques, sect. 10. p. 124. ce que c'est, sect. 15. p. 169. ses qualités & son usage, 169, 170.

Ægée ou *Egée*, mer qui prit ce nom, parce que *Egée*, Roi de l'Attique, s'y précipita. C'est dans différentes Isles de cette mer que croissent les lentiques, sect. 12. p. 146. Cette mer s'appelle aussi *Mer blanche*, & fait partie de la Méditerranée, située entre la Grece, la Macédoine & l'Asie.

Æthiops, espéce de préparation du mercure, à laquelle on donne ce nom à cause de sa noirceur. Ce qu'on doit penser de ses qualités & de ses vertus, sect. 16. p. 198, 199.

Affection, terme général dont on se sert pour indiquer un grand nombre de maladies ausquelles le corps est sujet, en ajoutant un adjectif qui en détermine l'espéce ; c'est ainsi qu'on dit les affections catharreuses, flatulentes, rhumatisantes, psoriques, scorbutiques, &c. pour indiquer des maladies causées par les catharres, &c. le scorbut, &c. On fait usage de differens remedes dans ces affections. Les préparations chymiques sont fort souvent d'un vain secours dans les affections soporeuses, sect. 3. p. 34. On use avec beaucoup de succès des urineux dans ces maladies & dans les affections psoriques humides, sect. 4. p. 33. On applique extérieurement, avec beaucoup de succès, les alkalis volatils dans les affections froides rhumatismales, 34. On use avec succès du nitre dans les affections soporeuses, sect. 5. p. 43. des austeres dans les affections cachectiques, édémateuses & cachectiques asthmatiques, sect. 6. p. 11. des âcres dans les affections soporeuses, sect. 7. p. 12. de la racine de pied de veau dans les catharrales, 28. de la racine de pimprenelle en gargarisme, dans les affections sereusesmucides du gosier, 31. du cochlearia dans les affections pituiteuses des reins & de la matrice, 40. de la racine d'oignon de mer dans les soporeuses, 22. de même que de celle

&c raifort fauvage , 36. de la femence de fe-
nevé dans les affections foporeufes catharreufes, rhumatifmales , froides & cachectiques ,
51. La manne ne convient point dans les affections venteufes , &c. fect. 8. p. 28. Les
amers produifent particulierement de bons
effets dans les affections catharrales , pfori-
ques , &c. fect. 9. p. 43. Les purgatifs & les
émétiques dans les affections foporeufes, pfo-
riques & fcorbutiques , fect. 10. p. 72. de l'a-
garic dans les affections foporeufes , 110. de
la racine d'ellébore noir dans les affections
galeufes , 102. La pulpe de coloquinte eft
bonne , fuivant *Mefué* , dans les affections des
nerfs & des articulations , 124. L'extrait
aqueux du tabac produit d'affez bons effets
dans les affections pituiteufes de la poitrine ,
& les autres affections froides & catharreufes
rebelles , fect. 11. p. 158 , 159. Les aromatiques & les balfamiques produifent de bons
effets dans les affections foporeufes , fect. 12.
p. 23. Les affections fcrophuleufes , vénériennes , fcorbutiques , rhumatiques & froides
arthritiques , 24. extérieurement dans les affections édémateufes , 25. La zédoaire produit des effets merveilleux dans les affections
froides rhumatifantes , cachectiques & édémateufes , 31. de même que la ferpentaire de
Virginie dans les affections foporeufes & apo-
plectiques féreufes-pituiteufes , 58. Le curcuma eft efficace dans les affections flatulentes ,
37. de même que le petit galanga , 43. & l'iris
de Florence , 49. & le calamus aromaticus ,
53. On ufe avec beaucoup de fuccès de la
racine d'aunée , en infufion dans les affections

les inodorans & les odorans balfamiques produifent d'affez bons effets dans les affections de poitrine, fect. 13. p. 5. La racine de piffenlit eft bonne dans les affections chroniques, 22. de même que la racine de domptevenin, 24. La falfe-pareille n'a pas des vertus auffi admirables qu'on le penfe dans les affections qui proviennent du vice du fang & de la lymphe, 31. Le lierre terreftre bon dans les affections arthritiques, 40. Le thé eft d'un très-grand avantage dans les affections rhumatiques, arthritiques, nephrétiques, pituiteufes de poitrine & les autres catharrales, 55. Les fleurs de muguet bonnes dans les affections foporeufes, 68. Le quinquina bon dans les affections arthritiques & cachectiques, 96. Les amandes douces peuvent occafionner des affections fpafmodiques & même épileptiques convulfives, fect. 14. p. 127. Le blanc de baleine bon dans les affections fpafmodiques convulfives, 147. Les gélatineux & les huileux bons dans les affections arthritiques & rhumatiques, fect. 15. p. 155. La fcorfonaire bonne dans les affections galeufes, arthritiques & rhumatiques, 161. Orge bonne dans les affections fpafmodiques & arthritiques, 166. L'antimoine crud utile contre les affections arthritiques, rhumatiques & fcorbutiques, fect. 16. p. 201. L'eau fimple falutaire dans les affections arthritiques, 213.

Affinité, convenance, rapport qui eft entre diverfes chofes. Voyez l'explication de la Table des plus ou moins grandes affinités que certaines matieres ont les unes avec les autres, fect. 1. p. 99, 100. *& fuiv.*

Affion ; c'eft là le nom que les Indiens donnent
à l'opium le plus pur, fect. 11. p. 140. On ne
le tire pas en grande quantité, 169. Voyez
Opium.

Afrique, l'une des quatre parties principales de
la terre. On en apporte les dents d'éléphant
mâle, fect. 2. p. 94. Le fel ammoniac fe for-
moit dans un de fes déferts, fect. 5. p. 70. La
pyrethre y eft meilleure que par tout ailleurs,
fect. 7. p. 32. La plante qui jette la gomme
d'euphorbe y croît dans differens endroits,
52. Les febeftes en viennent auffi, fect. 8.
p. 21. Le curcuma y croît, fect. 12. p. 36. La
plante qui jette le galbanum y pouffe, 237.
La graine de paradis en vient, 358. On apporte de certaines de fes côtes la gomme
Arabique, fect. 15. p. 168. C'eft de là que
vient le fenega, 170, &c.

Agaric ; on en diftingue de deux efpéces, un
minéral & l'autre végétal. Le minéral qui eft
une efpéce de marne, *eft bien plus friable* que
le criftal de roche, fect. 2. p. 61. Ce que
c'eft, fes propriétés, fes vertus, 61. Le végétal eft une efpéce de champignon qui croît
fur les chênes & les laryx, fect. 10. p. 106,
107. Ce que c'eft, l'endroit d'où il vient, fes
principes actifs, 107. *& fuiv.* fes vertus,
110.

Agglutinatif ou *Agglutinant,* fe dit d'un topi-
que dont l'action eft de réunir les parties du
corps qui font féparées. Emplâtres agglutinatifs, fect. 12. p. 277.

Agrypnie, efpéce d'infomnie. On fait ufage des
femences de pavot dans la febrile, fect. 11.
p. 176. Les amandes douces font fort bonnes

ce terme un remede propre à expulfer par les ouvertures de la peau, fous la forme de fueur, le poifon imaginaire qui trouble les efprits animaux dans les maladies aiguës. Autrefois on donnoit ce nom aux remedes propres à repouffer ou à prévenir les mauvais effets du poifon pris intérieurement. C'eft dans ce fens que le bézoard oriental fut d'abord regardé comme un aléxi-pharmaque, & dans le premier que les modernes ont penfé qu'il le fût, fect. 2. p. 104, 105. *& fuiv.*

Alep, grande Ville de Syrie, en Afie. C'eft de là qu'on apporte la fcammonée d'Antioche, fect. 10. p. 115. La plante qui la produit croît aux environs de cette Ville, 116.

Aléxandrie ou *Scanderia*, Ville d'Egypte à l'une des embouchures occidentales du Nil. C'eft par là que nous viennent les febeftes, fect. 8. p. 21. Le fené peut auffi en venir, fect. 10. p. 102. Defcription de cette efpéce de fené, 103. Voyez *Sené.*

Aléxitere, fe dit des remedes contre la morfure des animaux venimeux, & même des amuletes & des charmes. Les Médecins firent beaucoup de cas du bézoard, à caufe de fa prétendue vertu aléxitere, fect. 2. p. 104.

Album-gracum, merde de chien, fect. 2. p. 28.

Aldrovande, Auteur fameux dans l'hiftoire naturelle, met l'animal qui porte le mufc dans la famille des chevres, fect. 12. p. 370.

Alka-eft, terme que Paracelce a forgé, à ce que dit Van Helmont, pour indiquer un menftrue ou diffolvant univerfel. C'eft dans ce fens qu'on le dit du diffolvant de *Glauber*, qui eft une liqueur alkaline reffemblant & appro-

chant en tout des propriétés de l'huile de
tartre par défaillance, sect. 2. p. 18. Comment il se forme, sect. 4. p. 6.

Alkali, est un mot dont les Chymistes se servent
pour désigner un corps tout-à-fait opposé à
un acide. D'où ce terme est dérivé, sect. 4.
p. 2, 3. Les substances alkalines prises intérieurement sont quelquefois salutaires, sect.
1. p. 27. Affinités des alkalis fixes avec les
acides, 106. Les dissolutions des alkalis faites
par l'esprit de sel, ont, suivant l'observation
d'*Hoffmann*, une saveur plus amere, &c. sect.
2. p. 6. Division des alkalis en fixes ou lixi-
viels, & en volatils ou urineux, sect. 4. p. 1.
Propriétés des alkalis fixes, 1, 2. & *suiv.*
Leur composition, 4, 5. & *suiv.* Le sel alkali
fixe parfait n'est que le produit d'un feu
violent, 8. & *suiv.* S'en trouve-t-il de naturel ? 9. Les sels alkalis parfaits different peu
les uns des autres, 10. Maniere d'opérer &
vertus médicinales des sels alkalis fixes, 11.
& *suiv.* Maladies dans lesquelles on en peut
faire usage, 13. & *suiv.* Nature, difference &
origine des sels alkalis volatils, 15. & *suiv.*
Il n'y a qu'un seul sel volatil dans tout le
regne animal, 17. Les sels alkalis volatils ont
les mêmes principes, 18. & *suiv.* Il ne s'en
trouve que dans le regne animal, 21. & *suiv.*
Il est plus facile de le séparer, lorsque les
parties sont corrompues, 22. & *suiv.* Il est
faux qu'il se trouve des sels alkalis volatils
dans les plantes, 23. & *suiv.* Maniere d'opérer, & vertus médicinales des alkalis volatils, 31. & *suiv.* Maladies dans lesquelles il
convient d'en user, 35. & *suiv.*

Alkali-réfineux-gommeux, se dit d'un corps mêlé d'alkali dominant, de réfine qui domine moins & de gomme moins encore. Couleur bleue peut-être caufée par le mêlange de l'alun avec une solution alkaline-réfineufe-gommeufe, fect. 6. p. 10.

Alkali-terreux, corps compofé d'alkali dominant & de terre. Leur maniere d'opérer & leurs vertus médicinales, fect. 11. p. 8. & *fuiv*. Précautions que l'on doit prendre pour ufer avec sûreté de ces fubftances, 15. & *fuiv*. Voyez *Terreux*.

Alkool ; c'eft là le nom qu'on donne à l'efprit de vin conduit par l'art au dernier dégré de force & de pureté. *Boerhaave* s'en fert dans une expérience pour développer le principe inflammable, fect. 1. p. 82, 83. Il donne auffi beaucoup de jour pour connoître la nature du principe vaporeux, fect. 11. p. 133. & *fuiv*.

Allemagne, pays fitué au milieu de l'Europe, avec titre d'Empire. On trouve du criftal de roche dans les montagnes de ce pays, fect. 2. p. 59. On y tire auffi de l'alun ordinaire, fect. 6. p. 33. La pyrethre qui croît en quelques endroits & fur les montagnes de ce pays, eft une efpéce de ptarmique, fect. 7. p. 32. On en tire beaucoup de poix, fect. 12. p. 275. Les caftors y élevent leurs édifices aux environs du Rhin & de l'Albi, 362. Il y pouffe des amandiers, fect. 14. p. 125. L'herbe aux puces y croît dans quelques endroits, fect. 15. p. 162. On en tire auffi de l'antimoine, fect. 16. p. 200, &c.

Alleluya, petite ofeille. Voyez *Ofeille*.

Alpin (*Profper*) cité par rapport à ce qu'il dit

Aménité, ce qui fait qu'une chose est agréable & gracieuse. *Prosper Alpin* rapporte dans ses aménités exautiques, que l'ambre differe beaucoup par rapport aux differentes veines de terre d'où on le tire, sect. 12. p. 381.

Ame, ne peut sans fin exciter la fiévre, sect. 13. p. 98.

Amer, qui a un goût semblable à du fiel ou à de l'absynthe. De la difference & de la nature des amers, sect. 9. p. 31. *& suiv.* Leurs principes, 32. *& suiv.* Leur maniere d'opérer & leurs vertus, 41. *& suiv.* Maladies dans lesquelles ils conviennent, 42. *& suiv.* Des médicamens un peu amers, sect. 13. p. 1. *& suiv.* Leurs principes & leurs vertus, 4. *& suiv.*

Amérique, l'une des quatre parties de la terre. La rhubarbe des Moines y croît en abondance, sect. 10. p. 84. L'ipecacuanha, 85. Le mechoacan, qui n'est qu'une espéce de convolvulus de ce pays, 94. L'aloës hépatique, 111. Le tabac, sect. 11. p. 156. Il y differe même beaucoup en qualité, 157. Le gingembre s'y cultive, sect. 12. p. 32. On en apporte la racine de serpentaire, 57. Le sassafras y pousse en abondance dans differens endroits, 127. de même que la cascarille, 162. la canelle blanche, 185. On y fait usage de l'eau de gauderon, 277, 278. L'arbre qui jette le benjoin y pousse, 264. de même que celui d'où coule le styrax, 267. & le liquidambar, 296. le castoreum qui est le moins précieux, 362. la salsepareille, 30. le cacao, 137.

Ammi, du grec *Ammos*, qui signifie grains de sable, espéce de plante dont la semence est d'usage en médecine ; cette semence est de

re, il réfiste au venin, il chaffe les vents, fortifie l'eſtomac, donne de l'appétit, de la vigueur, & provoque les mois aux femmes, ſect. 12. p. 336.

Amphibie, animal qui vit alternativement ſur la terre & dans l'eau, c'eſt-à-dire dans l'air & dans l'eau, comme le caſtor, ſect. 12. p. 360. le cheval marin, ſect. 2. p. 95.

Amuleta, image ou figure qu'on porte pendue au col ou ſur ſoi, comme un préſervatif contre les maladies & les enchantemens. Leurs differentes eſpéces, ſect. 1. p. 55. *& ſuiv.* Le cas qu'on en doit faire, 56. La zédoaire regardée comme telle, ſect. 12. p. 31. de même que le calamus aromatique, 54. & la valeriane ſauvage, 62.

Analeptiques, remedes deſtinés à relever & à rétablir les forces diminuées & abatues. Les perles ſont des remedes de cette eſpéce, ſect. 2. p. 42. Bons effets de ces remedes, ſect. 5. p. 45.

Analogie; ce mot eſt grec, & ſignifie la relation, le rapport ou la proportion que pluſieurs choſes ont les unes avec les autres, quoique d'ailleurs differentes par des qualités qui leur ſont propres, ſect. 1. p. 3.

Analyſe, diſſolution d'un corps compoſé en ſes differens principes.

Anaphoriques, terme grec qui indique des perſonnes qui rendent difficilement, ſect. 7. p. 24.

Anaſarque, eſpéce d'hydropiſie dans laquelle la peau eſt bouffie & enflée, & cede à l'impreſſion des doigts. Les urineux produiſent de bons effets dans cette maladie, ſect. 4. p. 33. Les aromatiques & les balſamiques produiſent auſſi de merveilleux effets appli-

p. 104. & avec le fer , 109. Quelques grains de verre d'antimoine font beaucoup vomir, fect. 10. p. 59. Un gobelet fait d'étain & de regule d'antimoine rend le vin qu'on y fait infufer un puiffant émétique, quoiqu'il , &c. *ibid.*

Anti-nephrétique , fe dit des remedes propres contre la nephrétique. Voyez *Nephrétique.* On peut mettre les femences de fenouil au nombre des remedes anti-nephrétiques , fect. 12. p. 299.

Anti-magique , fe dit des remedes propres contre les enchantemens. Quelques - uns vont jufqu'à attribuer une vertu anti-magique à la racine de valeriane fauvage , fect. 12. p. 62. de même qu'à l'affa-fœtida , 249.

Antioche , Ville ancienne & célébre de Syrie. La fcammonée d'Antioche , fect. 10. p. 115 , 116.

Anti-orgaſtique , fe dit des remedes propres à calmer l'effervefcence des humeurs. Le vinaigre eſt anti-orgaſtique , fect. 3. p. 32. de même que le nitre , fect. 5. p. 35.

Anti-paralytique , fe dit des remedes propres contre la paralyfie. Voyez *Paralyfie.* On fait entrer les feuilles de marjolaine dans les bains anti-paralytiques.

Anti-putride , fe dit des remedes propres contre la pourriture. Voyez *Pourriture.* La vertu anti-putride des aigrelets eſt la plus eſtimable de toutes , fect. 3. p. 13.

Anti-fcorbutique , fe dit des remedes propres contre le fcorbut. Voyez *Scorbut.* Il s'éleve une vapeur âcre & piquante des plantes anti-fcorbutiques , fect. 4. p. 23.

Anti-feptique , fe dit des remedes propres contre

Aphonie , privation de la vûe. La racine de pyrethre très-utile dans cette maladie , sect. 7. p. 33. de même les feuilles & les fleurs de romarin , sect. 12. p. 80. celles de sauge , 83. la'sarriette , 104. le castoreum , 366.

Apopléxie, maladie dans laquelle tous les mouvemens qui dépendent de la volonté & de l'action des sens intérieurs & extérieurs , sont interrompus. Le vinaigre est bon dans cette maladie , sect. 3. p. 36. de même que les urineux , sect. 4. p. 33. les alkalis volatils , 34. non pas dans la sanguine , 36. dans laquelle on peut faire usage des sels neutres , sect. 9. p. 12. comme du nitre , 43. Les âcres bons dans la pituiteuse , sect. 7. p. 12. par exemple , la squille, 22. la racine de raifort sauvage , 36. la semence de senevé , 51. les purgatifs & les émétiques , sect. 12. p. 72. l'ellebore noir , 102. l'agaric , 110. la pulpe de coloquinte , 124. Il se fait ordinairement dans cette maladie des obstructions considérables dans le cerveau, sect. 11. p. 149. Les aromatiques & les balsamiques bons dans la pituiteuse , sect. 12. p. 23. par exemple , la melisse , 74. les feuilles & les fleurs de romarin , 79. les feuilles & les fleurs de marjolaine , 87. les fleurs des deux espéces de lavande , 124. le bois de lentisque , 148. la canelle , 175. le castoreum , 365 , 366. le chamæpithys , sect. 13. p. 44. les fleurs de muguet, 68. le quinquina , 95.

Apostheme , tumeur contre nature , faite de matiere humorale. Le bdellium entre dans les onguents & les emplâtres contre ces tumeurs, sect. 12. p. 242.

R

B.

S

l'Egypte, sect. 5. p. 71. l'opium thébaïque se tire de la tête des pavots qui croissent aux environs de cette Ville , sect. 10. p. 196. le baume de la Mecque se tire de quelques baumiers que l'on cultive dans un jardin près de cette Ville , sect. 17. p. 296.

Calabre (la) Province d'Italie dans la partie méridionale du Royaume de Naples. La meilleure manne se tire de cette Province, sect. 8. p. 26.

Calamus aromatique, espéce de plante dont on décrit la racine , sect. 12. p. 51. les principes, 51 , 52. les vertus & la maniere de s'en servir, 52 , 53 , 54. cité comme exemple des plantes qui , quoiqu'elles exhalent une odeur balsamique , &c. très-vive , rendent peu d'huile dans leur distillation , 10.

Calcination. L'effet de cette opération chymique est de détruire la liaison , le tissu , la couleur, l'odeur , &c. des corps solides en les réduisant en une espéce de chaux. C'est par son moyen qu'on tire le vitriol des pyrrites , &c. sect. 6. p. 27.

Calcul , se dit principalement de toutes les pierres qui se forment dans le passage des urines. Les yeux d'écrevisses bons pour le résoudre , sect. 2. p. 35. les pierres de perche & de carpe en font de très-grands remedes, 97. Les aigrelets conviennent en ce cas , sect. 3. p. 17. de même que le petit lait , 40. les sels neutres moyens , sect. 5. p. 12. la racine de raifort sauvage , sect. 7. p. 36. le cochlearia , 40. l'arnica , 46. les cantharides , 60. la racine de polipode , sect. 8. p. 16. les raisins, les pruneaux , les febestes , les jujubes , les

sur ce qu'on doit regarder comme parties constitutives de ce mixte , 363 , 364. Quelques-uns font un très-grand cas de ce remede, d'autres le méprisent, 364. ses propriétés, les cas & la maniere dont on doit s'en servir , 365. *& suiv.* la graisse du castor a beaucoup de rapport avec ce remede , 367, 368.

Catapucia , arbre qu'on nomme mieux latyrus , sect. 12. p. 137.

Cataracte , maladie de l'œil. Usages des balsamiques & des aromatiques dans cette maladie , sect. 12. p. 24. de la valeriane sauvage dans son commencement , 61. de même que les feuilles de marjolaine , 87. la sarriette , 104. la coriande , 305.

Catharre , fluxion ou distillation qui se fait de la tête dans la bouche , &c. Propriété du nitre, dans le suffocant, sect. 5. p. 43. du sel d'epsom , 58. des âcres, dans le suffocant, sect. 7. p. 12. de la squille , dans l'opiniâtre & le suffocant, 22. de la racine de raifort sauvage , 36. des racines de fraxinelle & de tréfle d'eau, sect. 9. p. 46. des balsamiques & des aromatiques , dans le suffocant, sect. 12. p. 24. de la racine d'impératoire , 64. des feuilles & des fleurs de sauge , 82. du bois de gayac , dans celui de la tête , du gosier & de la poitrine , &c. 234. de la gomme caragne , dans les froids , 253. des bayes de genevrier , 330. du poivre, dans les opiniâtres, 342. des cubebes, dans le suffocant produit par la pituite tenace & le relâchement des parties solides , 347. les légérement amers & un peu austeres produisent de bons effets dans les fiévres catharrales , sect. 13. p. 5. le lierre terrestre, dans le

T

que l'on connoiſſe ; on peut uſer des terreux-
gélatineux dans cette maladie, ſect. 2. p. 29.
de même que des aigrelets, ſect. 3. p. 17. on
doit s'abſtenir des alkalis volatils dans cette
maladie, ſect. 4. p. 36. les ſels neutres y ſont
ſpécifiques, ſect. 5. p. 12. on peut uſer avec
modération & précaution des auſteres, ſect.
6. p. 12. le caſſia-lignea eſt ſpécifique, ſect.
12. p. 181.

Cholagogne, ſe dit des remedes qui font couler
la bile ; les purgatifs ſont diviſés en cholago-
gnes, &c. ſect. 10. p. 57.

Cholerique, ſe dit d'un tempéramment qui abonde en bile, ſect. 3. p. 22.

Cholerico-ſanguin, ſe dit d'un tempéramment
qui abonde en bile & en ſang, ſect. 3.
p. 22.

Choraſaan, Province de Perſe, ſect. 12. pag.
246.

Choraſmie, Province de Perſe, on y trouve les
eſpéces de chevres ſauvages qui portent les
bezoards orientaux, ſect. 2. p. 100.

Chriſocolle blanche ou borax. Voyez *Baurach*.

Chronique, ſe dit des maladies de longue durée ;
la migraine chronique, ſect. 5. p. 62.

Chutes. Uſage qu'on peut faire du rhapontic
dans ces accidens, ſect. 10. p. 84. de même
que la racine d'orcanette, ſect. 13. p. 15.

Chymie, abus qu'on en a fait pour augmenter le
nombre des remedes, ſect. 1. p. 3. on a trop
négligé la médicale-phyſique, 5. pour développer les principes des remedes, il faut
avoir recours à des moyens plus doux que les
analyſes ordinaires, 6.

Chymiſtes, ſçavent que l'opium crud qu'on fait

Corrofif, fe dit des corps qui rongent ; effets de ces mixtes, fect. 10. p. 73, 74.

Cors des pieds, les gélatineux & les mucilagineux bons pour les guérir, fect. 15. p. 155.

Corfe, Ifle de la Méditerranée. On tire du corail fur fes côtes, fect. 2. p. 45.

Coryque, montagne de l'Afie Mineure, dans laquelle pouffe du faffran qui étoit fort eftimé, fect. 11. p. 164.

Coryfa, efpéce de rhume ; ufage qu'on doit faire des émétiques & des purgatifs dans le chronique, fect. 10. p. 72. les balfamiques & les aromatiques, fect. 12. p. 23. employés même extérieurement, 25. la racine d'iris de Florence, 49. le calamus aromaticus, dans le continuel, 53. l'écorce de thymiamat, dans l'opiniâtre, 166. la canelle, dans celui de longue durée, 175. le galbanum, 240. le ftyrax, dans le continuel, 269. les femences de fenouil & d'anis, 299. la coriandre, dans le continuel, 305. les femences de nielle, dans l'opiniâtre, 306. les légerement aufteres & un peu amers, fect. 13. p. 5.

Cofmétique, fe dit des remedes dont on fe fert pour l'accroiffement ou l'entretien de la beauté naturelle. La teinture de benjoin paffe pour un cofmétique des plus fûrs & des mieux choifis, fect. 12. p. 266.

Côté, on employe avec fuccès l'arnica dans les douleurs de cette partie, fect. 7. p. 46.

Coton, qui fe prépare avec l'armoife, fect. 13. p. 61. Voyez *Armoife* & *Moxa*.

Coudrier, le guy pouffe fur les branches de cet arbriffeau, fect. 13. p. 79. la poudre jaune qui fe trouve dans fes chatons, eft de la

V.

leur détonation, section 5. page 14.

Dévoiement. La racine d'aunée bonne dans ce cas, sect. 12. p. 56. la menthe crépue bonne pour l'arrêter, 97. la gomme tacamahaca entre dans les emplâtres qu'on applique sur le ventre pour le calmer, 263. La racine d'orçanette bonne dans les séreux, sect. 13. p. 15.

Diabete, les austeres bons dans cette maladie, sect. 6. p. 12. la terre du Japon, 24, 25. le bois de lentisque spécifique, sect. 12. p. 147. la canelle, 174. le mastich, 261. la sementine, 316. les insipides terreux-résineux & terreux-résineux gommeux, sect. 13. p. 4. la pivoine, 8. les fleurs de pivoine mâle, 71. le suc d'acacia, 105.

Diagrede, ou la scammonée purifiée ; comment se prescrit, sect. 10. p. 117.

Diaphorétique, se dit des remedes qui poussent par la sueur ; les substances terreuses ont une vertu diaphorétique, sect. 2. p. 10.

Diapnoïque, se dit des remedes qui poussent par les voyes de la transpiration. Les substances terreuses ont une vertu diapnoïque, sect. 2. p. 10.

Diarrhée, les mixtes alkalis-terreux bons dans cette maladie, sect. 2. p. 13. les terreux-gélatineux dans la bilieuse, 29. de même que les aigrelets, sect. 3. p. 17. les sels moyens dans la muqueuse, sect. 5. p. 10. les sels neutres dans la muqueuse & la bilieuse, 12. les austeres, sect. 6. p. 12. les stiptiques à craindre dans les critiques, 13. les amers bons dans la pituiteuse, sect. 9. p. 43. les racines de grande gentiane, de fraxinelle & de trefle

E.

EAu ; ce que c'est, sect. 1. p. 96. dépositions de l'eau de fontaine salée lorsqu'on la fait bouillir, sect. 5. p. 3. sa nature, ses propriétés & ses vertus médicinales, sect. 17. p. 209. & suiv. la squille bonne contre les eaux infiltrées sous la peau, sect. 7. p. 23. l'eau de la mer n'est pas si propre à éteindre les incendies que l'eau de fontaine salée, sect. 5. p. 49. ce que c'est que les minérales médicinales, sect. 17. p. 214. & suiv. les eaux minérales mêlées avec le syrop violat le rougissent, d'où on peut conclure que leur sel est alkali, sect. 10. p. 61. elles contiennent un sel neutre & un esprit subtil aigrelet sulphureux, ausquels on doit plutôt attribuer leur vertu purgative qu'au sel alkali, 62. il s'exhale quelquefois vers leur source une vapeur qui ennyvre, sect. 11. p. 132.

Ebsham, ou Epsom, village d'Agleterre, d'où on tire un sel de ce nom. Voyez *Epsom*.

Ebullition de sang ; on employe avec beaucoup de succès le suc & la plante même d'oseille dans cette maladie, sect. 3. p. 26. le petit lait est un excellent remede dans celle de sang & de bile, 40. de même que les sels neutres, sect. 5. p. 11.

Ecarlate (graine), est un insecte. Comment se multiplie, sect. 13. p. 106. & suiv. sa composition & ses principes, 109. &c. Voyez *Kermès*.

Echauffant, se dit des remedes qui font sentir de la chaleur. Les urineux doivent être

de senevé dans celui qui suit le virus vérolique, sect. 7. p. 51.

Evaporation, opération de chymie qu'on employe pour réunir des parties solides plus ou moins disperfées dans un fluide, fect. 6. p. 27.

Eveil, ce qui doit le produire après le fommeil, fect. 11. p. 150.

Exantheme, forte d'éruption qui fe fait par la peau ; le nitre diffous dans l'efprit bézoardique, ou même dans la liqueur anodine camphrée, eft très-efficace pour leur fortie, fect. 5. p. 5. on employe avec fuccès la racine de ferpentaire de virginie dans les éruptions exanthématiques, fect. 12. p. 58. les fleurs de fouci fpécifiques dans ce cas, 126. l'eau de gaudron pour en arrêter & prévenir la malignité, 280. les caftoreum peut les effacer, 366.

Excrétions, les alkalis fixes les facilitent, fect. 4. p. 11. les âcres, fect. 7. p. 12, 13. la fquille les excite, 22. de même que les amers, fect. 9. p. 42. elles dépendent principalement de la contraction des folides & de leur impulfion réiterée, fect. 11. p. 154. la farriette les augmente & les provoque, fect. 12. p. 103. de même que l'eau de gaudron, 280. les légerement aufteres & un peu amers bons dans la fuppreffion des ordinaires, fect. 13. p. 5. les eaux minérales, fect. 17. p. 218.

Excitant, fe dit des remedes qui agacent les parties folides, fect. 11. p. 144.

Expectorant, fe dit des remedes qui font cracher ; la racine de polipode eft expectorante, fect. 8. p. 15.

Expectoration, les concrets doux, faccharins, l'excitent, fect. 8. p. 10.

de leur épaississement, 103. Voyez encore pag.
125, 129, 146, 173, 181, 280, 315, 334,
342, 373, sect. 13. p. 21, 29, 37, 55, 56,
102, sect. 14. p. 121, 129, 131, 154, 161,
164, 168, 185, 201, 213, 217, 219.

I.

J.

M.

Z

N.

O.

Q.

R.

T.

Tonique, fe dit des remedes qui donnent le ton

V.

W.

X.

Y.

Z.

Fin de la Table raisonnée.